Karl Kahlbaum

Die Katatonie

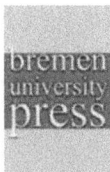

bremen
university
press

Karl Kahlbaum

Die Katatonie

ISBN/EAN: 9783955620967

Auflage: 1

Erscheinungsjahr: 2013

Erscheinungsort: Bremen, Deutschland

@ Bremen-university-press in Access Verlag GmbH, Fahrenheitstr. 1, 28359 Bremen. Alle Rechte beim Verlag und bei den jeweiligen Lizenzgebern.

bremen
university
press

DIE KATATONIE

ODER DAS

SPANNUNGSIRRESEIN,

Eine klinische Form psychischer Krankheit

VON

DR. KARL KAHLBAUM,

DIRECTOR DER PRIVAT-ANSTALT FÜR NERVEN- UND GEMÜTHS-KRANKE IN GÖRLITZ.

BERLIN 1874.

VERLAG VON AUGUST HIRSCHWALD.

UNTER DEN LINDEN No. 68.

In diesen Heften beabsichtige ich eine Reihe von Abhandlungen zu veröffentlichen, welche das während meiner Beschäftigung in zwei Irren-Anstalten gesammelte Material au Krankeu-Beobachtung in speziell umgrenzten Thematen verarbeiten sollen und zum Theil aus den klinischen Demonstrationen entstanden sind, welche ich in der ostpreussischen Provinzial-Irrenanstalt Allenberg vor Studirenden der Universität Königsberg gehalten habe. Die Thatsache, dass alle bisher erschienenen Lehrbücher der Psychiatrie, trotzdem sie den bisher herrschenden Standpunkt der Gliederung des speciellen Krankheitsgebietes nach den bekannten Formen der Melancholie, Manie u. s. w. als unhaltbar verurtheilten, doch immer wieder das specielle Krankheitsmaterial an dies Fachwerk anschlossen, war für mich bestimmend, für meine Vorlesungen wie für die Demonstrationen am Krankenbette von dem speciellen Hinweis auf ein Lehrbuch ganz abzusehen und den Zuhörern nach klinischer Methode Krankheitsbilder zu entwickeln, in welchen möglichst alle Lebenserscheinungen am einzelnen Kranken behufs der Diagnose verwerthet sind, und der ganze Krankheitsverlauf zur Beachtung kommt. Die so durch Zusammenfassung der häufigsten coincidirend vorkommenden Symptome und durch rein empirische Abgrenzung sich ergebenden Gruppen von Krankheitsgestaltungen, welche sich nur zum Theil und indirect mit den früheren Krankheitsformen decken, waren nicht nur den Zuhörern leicht verständlich zu machen, sondern die auf ihnen gebaute Diagnostik gewährte auch die Möglichkeit, aus dem augenblicklichen Zustand eines Kranken mit grösserer Bestimmtheit den vorangegangenen Verlauf des Krankheitsfalles ex post zu construiren und die weitere Entwickelung nicht nur ganz allgemein quoad vitam und valetudinem, sondern auch im Einzelnen in Betreff der mannigfaltigen Phasen des symptomatischen Bildes mit grösserer Wahrscheinlichkeit zu erschliessen, als es vom Standpunkte des früheren Eintheilungs-Fachwerks möglich wird. Obwohl meine Beobachtungen zum grossen

Theil schon damals, vor mehr als 7 Jahren, ihren Abschluss gefunden hatten, war es mir nach der Uebernahme der hiesigen Privatanstalt und der danach vorzunehmenden Neuorganisation derselben nicht möglich, sie früher zur Veröffentlichung zu bringen. Da sich nunmehr auch nach dem Material der hiesigen, aus anderen Gesellschaftskreisen gesammelten Beobachtungen die Zuverlässigkeit meiner früheren Aufstellungen und der daraus gezogenen Schlüsse völlig bewährt hat und vielfache Unterhaltungen mit Collegen mir die ausserordentliche Demonstrabilität der neuen Krankheitsformen bewiesen haben, so zögere ich nicht mehr, mit der Veröffentlichung vorzugehen.

Unterdess hat sich auch die Richtung der psychiatrischen Studien nicht unwesentlich geändert und geklärt. Es gab eine Zeit, wo jede specielle psychiatrische Krankheitsbeobachtnng, welche nicht mit einem ausführlichen anatomischen Detail schloss, scheel angesehen wurde. Die mit so grossem Kraftaufwande und mit dem schönsten Eifer unternommenen pathologisch-anatomischen Arbeiten haben ein sehr umfängliches und schätzbares Material zu Tage gefördert, aber sie haben die wesentlichen Anschauungen über die Genesis der psychischen Erkrankungen und über die anatomische Unterlage ihrer intra vitam so mannigfachen und wesentlichen Gestaltungen um nichts gefördert, und man kommt jetzt immer allgemeiner zu der Ansicht, dass erst die umfassende klinische Betrachtnng der Krankheitsfälle das empirische Material nach der Methode der klinischen Pathologie ordnen und klären und so den psychiatrischen Boden für die weitere Durchdringung mit anatomischem Detail vorbereiten muss. Man hat nun erkannt, dass es ein ganz vergebliches Streben ist, eine Anatomie der Melancholie oder der Manie u. s. w. zu suchen, da jede dieser Formen unter den verschiedenartigsten Beziehungen und Verbindungen mit anderen Zustandsformen vorkommen, und ebensowenig an sich als wesentlicher Ausdruck des inneren Krankheitsprozesses anzusehen sind, als etwa der Symptomencomplex Fieber oder die Sammelerscheinung Hydrops für bestimmte somatische Krankheiten als Ansdruck ihres charakteristischen Wesens oder ihres speziellen Sitzes anzusprechen sind.

Wie unrichtig es war und sein musste, nur von der pathologischen Anatomie die Umgestaltung des alten überlebten psychiatrischen Fachwerks zu erwarten und alle anderen Wege mehr oder weniger zu vernachlässigen, zeigt schon die Entwickelungsweise anderer pathologischer Specialitäten. Welche Umgestaltung und Bereicherung hat nicht die Nerveupathologie erfahren können, als von Nervenhistologie noch nicht die Rede sein konnte, und wie sicher haben sich die dann durch physiologische und klinische Beobachtung gewonnenen Unterscheidungen und Aufstellungen in der Neuropathologie selbt weiterhin, als die pathologische Anatomie einige sichere Schritte in das neuropathische Gebiet gethan hatte, bewährt! Ich erinnere z. B. nur an den Morbus Basedowii, an die Bulbärparalyse und die Aphasie. Aber ein viel mächtigeres Interesse bietet die klinische Methode noch dadurch, dass sie dem immermehr überwuchernden inhaltslosen Skepticismus und unthätigen Nihilismus, die lange Zeit in der Psychiatrie geherrscht haben, erfolgreich entgegentritt und dem praktischen Bedürfniss eine förderliche Stütze bietet.

Den ersten Schritt in der Bahn der klinischen Methode machte die Psychiatrie mit der Abgrenzung der sogenannten *»Allgemeinen Paralyse der Irren«*. Dass bei einer Reihe von psychischen Krankheitsfällen paralytische Symptome vorkommen, hatten schon die Beobachtungen der älteren somatischen Schule eindringlich genug erzählt. Aber erst durch klinische Abgrenzung eines besonderen Krankheitsbildes, in welchem die paralytischen Erscheinungen nur eine Symptomenreihe bilden, und zwar eine wesentliche, gewann dieses Thema, welches bis dahin nur nebensächlich unter den „Complicationen des Irreseins" passirt hatte, jene so ausserordentliche Bedeutung, dass die hauptsächlichste Vermehrung der psychiatrischen Literatur seit vielen Jahren fast nur durch Arbeiten über dieses Thema vor sich gegangen ist. Diese eine klinische Krankheitsform ist auch ebensolange fast das einzige ergebnissreiche Object für die pathologisch-anatomische Detailarbeit in der Psychiatrie geblieben, und es scheint damit nachgewiesen, wie die pathologisch-anatomische Forschung der klinischen Vorarbeit bedarf. Aber noch findet sich in gangbaren Lehrbüchern diese bis jetzt fast einzige psychische Krankheitsform nach klinischer Methode nur bei Gelegenheit der Complicationen behandelt, und man hat das mit ihr gegebene Beispiel klinischer Krankheitsumgrenzungen noch immer nicht zu weiteren Neuconstructionen ähnlicher klinischer Psychosengruppen befolgt, sondern nur wieder von Neuem die Beobachtung auf die somatischen Complicationen verschärft. Nur die Franzosen, die jene erste Form aufgefunden, haben bis jetzt fast ganz allein weitere Versuche zu neuen Fortschritten in klinischer Richtung gemacht (Folie circulaire), ohne sich gerade durch das somatische neurologische Symptom beirren zu lassen, durch welches jene Form allerdings sehr prägnant ausgezeichnet ist. Die somatischen Symptome der Psychosen waren schon seit Jahrzehnten seitens der Psychiater eifrig beobachtet und gesammelt worden, aber nicht das Vorhandensein des somatischen

Symptoms ist es gewesen, welches jener Krankheitsform ihre wichtige wissenschaftliche und praktische Bedeutung verliehen hat, sondern die klinische Methode ihrer Abgrenzung und Beschreibung, uud dem Umstande, dass die in der allgemeinen Pathologie gebräuchliche Me- thode in somatischen Vorgängen geübter war, ist es zuzuschieiben, dass gerade diese Krankheitsform zuerst zu solcher Bedeutung für die Wissenschaft der Psychiatrie gelangt ist. Somatische Symptome und somatische Betrachtung der psychischen Krankheiten sind auch schon sonst wiederholt verwendet worden, um neue Bahnen für die Ge- sammt-Psychopathologie zu finden und zu eröffnen, oder neue zu allgemeiner Aufklärung des psychiatrischen Materials zu verwendende Einzel-Aufstellungen zu machen. Aber die blosse, pathologische Be- trachtung und statistische Ansammlung des Vorkommens einzelner somatischer Symptome — so ausserordentlich interessant sie an sich ist — ferner die geflissentliche Verwerthung derselben für allgemei- nere Betrachtung und einheitliche Gestaltung des speziellen patho- logischen Materials *) führt ebenfalls nur zu rationalistischer oder bloss nomineller Umgestaltung der alten, in ihren Umgrenzungen ungeändert bleibenden psychiatrischen Formen, wie auch die frühere, vorzugsweise in psychologischen Namen-Umformungen sich ergebende Psychiatrie nur eine Fülle neuer Synonyme und eine immer grössere Unverständ- lichkeit der Nomenclatur geschaffen hat. Eine bleibende Vermehrung des werthvollen Erfahrungs-Materials oder eine rationelle Psycho- pathologie ist damit nicht zu Stande gebracht.

Nur die umfängliche und intensive Anwendung der klinischen Methode kann hier Hilfe bringen und die psychiatrische Wissenschaft in breitem Flusse weiter fördern zu immer grösserer Tiefe der Ein- sicht in die psychopathischen Prozesse. Dann werden auch die in so zahlreichen grossen Krankenhäusern für psychische Kranke sich er-

---

*) So wurde z. B. aus der an sich ganz richtigen Beobachtung, dass in Krankheitsfällen mit melancholischer Verstimmung häufiger tonische Krampf- zustände vorkommen, die Idee hergeleitet, die Melancholie als eine Art toni- schen Krampfs der Seele anzusehen, und dem gegenüber wurde dann die Agitation des Maniacus mit klonischen Krämpfen verglichen, während sich für die Demenz der Vergleich mit der Paralyse darbot. Aus diesem neuro- pathologischen Parallelismus wurde nun sofort eine Umformung der drei alten Hauptformen psychischen Krankseins hergeleitet; die Melancholie hiess nun: psychischer Tonismus, die Manie: psychischer Klonismus, die Demenz: psy- chische Paralyse. Aber was war damit Neues und Wesentliches für die Psychiatrie gewonnen, als eine Vermehrung der Nomenclatur ohne die ge- ringste Veränderung des pathologischen Inhalts!

gebenden Einzelerfahrungen der casuistischen Empirie, die jetzt bei
der Verschiedenheit und Unsicherheit der Nomenclatur zum grössten
Theil für die Gesammtwissenschaft der Psychiatrie mit dem Träger der
individuellen Erfahrung verschwinden, nicht mehr verloren geben dürfen,
und es wird auf gegenseitiger Verständigung eine immer grössere Ansammlung für spätere Verwerthung brauchbaren Materials gewonnen und
eine immer tiefer gehende Verständlichkeit der einzelnen und der gesammten Phänomene am psychisch kranken Menschen ermöglicht werden.

Bei der so geförderten naturwissenschaftlichen Analyse der psychischen und somatischen Lebenserscheinungen wird dann gleichzeitig
auch immer mehr Boden gewonnen werden für die anatomische Durchforschung der psychopathischen Zustände und Vorgänge und für die
anatomische Begründung der einzelnen Krankheitsformen, welche ja
in der That womöglich in allen Fällen den unerlässlichen Schluss- und
Probirstein des pathologischen Erkennens bilden muss.

Soll ich mich noch eingehender aussprechen über das, was ich
die klinische Methode nenne, so verweise ich zuvörderst auf die somatische klinische Medicin, welche uns gelehrt hat, wie in einer rationellen
Pathologie nicht die Krankheit an sich studirt wird, sondern der kranke
Mensch in allen seinen Lebensfunctionen, ferner wie kein symptoma-
tisches Phänomen zu gering geachtet wird, es auch dann, wenn es zunächst nicht dem erkrankten Organ anzugehören scheint, oder wenn
uns die normale Physiologie für seine Erklärung im Stiche lässt, von
Seiten der Pathologie genau zu studiren und nöthigenfalls in weitere
Einzelphänomene zu zerlegen und durch neue Benennung zum Gegenstand der Aufmerksamkeit zu machen. So müssen denn auch in der
Psychiatrie alle Lebenserscheinungen am geisteskranken Menschen
Gegenstand des pathologischen Studiums sein, und es ist ganz recht
und dringend erforderlich, dass auch die somatischen Vorgänge nach
allen Regeln der klinischen Semiotik und diagnostischen Technik und
mit allen naturwissenschaftlichen Hilfsmitteln erforscht und gesammelt
werden, worauf schon vor Jahrzehnten im Gegensatz zu moralistischen
Theoretikern die somatisch-psychiatrische Schule hingewiesen und an-
gestrebt hat. Immerhin aber haben doch die somatischen Phänomene,
namentlich die nicht neurologischen in den weitaus meisten Fällen für
den Hauptgegenstand der psychiatrischen Forschung nur ein Interesse
in zweiter Reihe, und die psychischen Phänomene im engeren und weiteren Sinne — ich sage im weiteren Sinne, weil in der Physiologie
und Pathologie zwischen psychischen und neurologisch-somatischen
Phänomenen überhaupt eine durchgehende Grenze nicht zu ziehen ist

— bleiben das Hauptthema des psychiatrischen Studiums. Innerhalb der psychischen Phänomene wiederholt sich dann jene klinische Hauptforderung: der ganze geisteskranke Mensch, alle psychischen und neurotischen Vorgände müssen beachtet und einzeln studirt werden, aber nicht nach der Weise der Psychologie, in welcher die hergebrachte Tendenz gebietet, alle Phänomene aus einem Prinzip abzuleiten, als Theile eines gleichartigen Ganzen, sondern nach der Weise der Naturforschung, d. h. als Einzel-Naturerscheinungen, für welche der Pathologe, wenn er in der Physiologie die Analyse nicht vorfindet, sich selbst die physiologische Analyse schaffen muss. Der Fehler der Ableitung aller Phänomene von einem Prinzip kann übrigens eben sowohl in somatischer und physiologischer (materialistischer) wie in philosophischer und psychologischer Auffassung gemacht werden, und es fördert z. B. ebensowenig bleibend die Wissenschaft, wenn alle psychischen Erscheinungen auf das eine Schema des Reflexvorganges zurückgeführt werden, als es gefördert hat, wenn sie nach der Weise philosophischer Schulen aus dem Prinzip der Identität oder dem der Polarität u. s. w. abgeleitet worden siud. Die psychischen Erscheinuugeu wollen zuuächst ganz vorurtheilslos betrachtet und angesammelt werdeu, wie Einzelerscheinungen in anderen Naturwissenschaften, und erst wenn ein umfängliches Material in wenigstens theilweise anderer Fassung und reicherer Fülle als in der bisherigen Psychologie gewonnen ist, wird an die causale oder physiologische uud anatomische Begründung gegangen werden können; — und dann erst, wenn eine Reihe von Einzelerscheinungen sozusagen originaliter analysirt ist, wird man eine umfassende Vergleichung und Vereinfachung begründen dürfen. Hier nun kann keine andere Disciplin der Psychiatrie wesentlich zu Hilfe kommen. Die Psychiatrie selbst muss nach der Weise der Physiologie und Naturwissenschaft die psychischen Phänomene zum Gegenstand ihres eingehendsten Studiums machen, und wie manche Gebiete der somatischen Physiologie erst von der Pathologie aus und von Pathologen ihre erste wissenschaftliche, physiologische Bearbeitung gefunden haben, so, und noch in viel höherem Grade ist die Originalarbeit der Psychiater erforderlich, das Material für eine inhaltreiche, echt naturwissenschaftliche Psychologie oder Psychophysiologie anzusammeln und wissenschaftlich gestalten zu helfen. Hierbei scheint mir nun ein Hauptmangel unserer heutigen Psychopathologie hervorzutreten und die Schuld für den im Ganzen sehr unfördersamen Entwickelungsgang der psychiatrischen Disciplin offenbar zu werden. Die wohl begründete Discreditirung früherer psychopathologischer Anschauungen und Forschungen traf zusammen mit dem Zusammenbruch jener übermüthigen naturphilosophischen Luftgebäude, welche nicht einmal im Reiche der moralischen Wissenschaften ihre Stellung behaupten konnten, noch viel weniger für Gegenstände der Naturwissenschaft eine Berechtigung hatten. Damit entwickelte sich unter den Psychiatern eine nichtachtende Auffassung für die psychische Seite der Lebenserscheinungen der Geisteskranken und gerade die directesten Symptome des vorzugsweise erkrankten Organs — denn das sind doch die psychischen Symptome — blieben in der Psychopathologie ohne alle eingehende Bearbeitung. Dass muss nun zunächst anders werden, denn nichts erleichtert die klinische Beobachtung so sehr, als eine eingehende und genaue Symptomatologie. Aber man darf vorerst nicht zurückschrecken vor der Menge der durchaus erforderlichen kleinen Einzelarbeiten, man darf sich nicht scheuen nach der Weise der ersten Entwickelungsphasen der Naturwissenschaften auch mit den einfachsten wissenschaftlichen Operationen vorzugehen. Ueber die in dem Register unserer bisherigen Psychologie aufgeführten psychischen Vorgänge hinaus giebt es eine umfangreiche Welt von psychischen Einzelerscheinungen, die psychologisch jetzt noch völlige Terra incognita sind und nur durch mühsames Aufsuchen entdeckt werden können, wennschon sie in den psychischen Gesammtphänomenen enthalten vor Aller Augen vorhanden sind und einzelne Hinweise in Schriften, wo man sie am wenigsten sucht, namentlich bei Dramatikern und Romanschriftstellern, sich vorfinden. Keiner wird diesen psychischen Einzelerscheinungen in ihrer natürlichen Analyse so nahe und so häufig nahe geführt, als der Psychiater, der in den Erkrankungsfällen gewissermaassen die von der Natur gestellten Experimental-Zustände zur Beobachtung vor sich hat. Hier gilt es nun durch die Ueberfülle und Wechselhaftigkeit der Erscheinungen sich zurechtzufinden, und dafür giebt es kein besseres Mittel und überhaupt kein anderes Mittel als die Benennung, die Namengebung. Man verachte dieses Hilfsmittel nicht, wennschon es nur eine vorläufige Hilfe schafft und in manchen Disciplinen bereits ein überwundener Standpunkt ist. Hat nicht auch die Blüthe der modernen Medicin, die pathologische Anatomie sich noch in neuester Zeit dieses Hilfsmittels in ausgedehntestem Umfange bedienen müssen? Um wie viel mehr wird nicht in dem Gebiete der psychischen Erscheinungen eine reiche Nomenclatur zur Ermöglichung tieferer Forschungen erforderlich sein!

Eingehendere Betrachtung und häufigere Bearbeitung der psychischen Phänomene am geisteskranken Menschen und die Anbahnung einer speciellen wissenschaftlichen p s y c h i s c h e n S y m p t o m a t o l o g i c ist also ein weiteres dringendes Erforderniss der k l i u i s c h e n Psychopathologie. So paradox es klingt, so ist es doch Thatsache, dass die Psychopathologie, die man vor Jahren wegen ihres symptomatischen Charakters tadelte, eigentlich gar keine Symptomatologie gehabt hat und dass in den psychiatrischen Lehrbücheru die Symptomatologie den weitaus spärlichsten Umfang einnabm. Freilich, wenn die psychische Symptomatologie nur darin zu bestehen hätte, wie ein Psycbiater aus jener Zeit zu mir einst behauptete, dass die Einzelobjecte der normalen Psychologie nnr negativ oder krankhaft abgeändert genommen zu werden brauchten, damit hätten wir die psychische Symptomatologie, dann wäre es besser, sie bliebe auch ferner uugeschrieben. Aber der Psychiater hat sich ja mit der Symptomatologie erst die rechte, für ihn brauchbare Psychologie zu schaffen und er muss bei diesen Arbeiten ganz rücksichtslos darin vorgehen, ob die zunächst auffallende Erscheinung, sei es praktisch oder wissenschaftlich, wichtig ist und irgend welche weiter greifende Ausbeute schafft oder nicht.

Bei einer so eiugehenden Betrachtung der vitalen Phänomene am krankcn Menschen, der somatischen wie der psychischen, und unter den psychischen der intellectuellen ebensowohl wie der affectiven und der ethischen, ferner der bewussten und willkürlichen wie der unbewussten und unwillkürlichen, ergiebt sieh dann von selbst, schon nach den ersten Schritten, dass die alten Krankheitsnamen unmöglich, auch nur vorläufig, als das verwerfhet werden können, als was sie bisher noch immer practisch gegolten haben, wennschon man sich kritisch darüber hinweggesetzt hat. Aber es ergeben sich, wic es gar nicht anders zu erwarten ist, dann sehr bald auch von selbst neue Umgrenzungen, da ja unmöglich auf dem natürlichen psychischen Gebiet es anders sein kanu als in anderen Naturgebieten, wo sich die weiteren Entdeckungen von selbst ergaben, wenn mit der erstcn Entdeckung die Bahn eröffnet und geebnet war. Eine solche erste Entdeckung war die Aufstellnng einer ganz neuen Art von psychischer Krankheitsform nach einer bis dahiu nicht augewandten Methode der Umgrenzung, welche wir als die k l i n i s c h e bezeichnen können, im Gegensatze zu den frühereu nach uniform psychologischen oder einseitig somatischen Principien arbeitendeu Methóden, nämlich die Aufstellung der „Allgemeinen Paralyse der Irren." Eine weitere solche neue nach klinischer Methode aufgestellte Art ist die vou mir als **Jugendirresein** oder **Hebephrenie** bezeichnete Krankbeitsgruppe, welche Dr. H e c k e r nach meiner Aufstellung und auf Grund meiner Sammlung des Krankheitsmaterials, das

zum Theil auch seiner Beobachtung unterlegen, speciell beschrieben hat.
(Virch. Arch. für path. Anat. Bd. 52.) Eine Reihe weiterer solcher
neuen Umgrenzungen, deren erste die Katatonie oder das Spannungs-
irresein bildet, sollen in diesen Heften in specieller klinischer Bearbeitung gegeben werden.

Ich bin mir sehr wohl bewusst, wie weit ich mit meiner Arbeit
hinter dem zurückgeblieben bin, was mit der von mir befolgten Methode — die die Methode aller klinischen Medicin ist — erreicht werden
soll und erreicht werden kann; aber dass wir in der Psychiatrie nur
auf diesem Wege energisch weiter kommen, wie es Praxis und Wissenschaft verlangen, dessen bin ich sicher und deshalb glaube ich auch
diese zum Theil fragmentarischen Studien als Förderungsmittel in dieser
Bahn veröffentlichen zu sollen.

In Betreff der in diesem Hefte zuerst an die Reihe kommenden
Krankheitsgruppe der Katatonie sei noch bemerkt, dass ich dieselbe
bereits vor 7 Jahren in meinen klinischen und theoretischen Vorträgen
an der Königsberger Universität demonstrirt und dann zusammen-
fassende Darstellungen in der psychiatrischen Section der Naturforscher-
Versammlung zu Innsbruck (1868) und bei einer Versammlung des
psychiatrischen Vereins zu Berlin (1871) mittheilte. Von beiden Ver-
sammlungen aus sind spezielle Protokolle nicht veröffentlicht und es
ist daher nicht zu verwundern, dass meine Angaben über die Katatonie
nur sehr unvollständig bekannt und aufgefasst worden sind, wie aus
einer Erwähnung derselben in der psychiatrischen Section der Natur-
forscher-Versammlung zu Leipzig (1872) hervorgeht, wo sie bei Gelegenheit eines Vortrags von Herrn Dr. Arndt über Tetanie und Psychose
in meiner Abwesenheit in die Debatte gezogen worden ist.

Görlitz, im September 1873.

Dr. Kahlbaum.

Inhalt.

I. Abhandlung: Die Katatonie.

Erstes Kapitel.

Allgemeine Grenzbestimmungen und Krankengeschichten.

Zweites Kapitel.

Symptomatologie.

Specielle Symptomatologie.

I. Abhandlung.

Die Katatonie oder das Spannungs-Irresein.

ERSTES KAPITEL.

Vorläufige Grenz-Bestimmungen und Krankengeschichten.

Schon sehr frühzeitig hat in der Psychopathologie die Thatsache Beachtung gefunden, dass bei den Geisteskranken meist auch körperliche Krankheitserscheinungen vorhanden sind, und dass diese für die psychische Affection eine nicht geringe Bedeutung besitzen. Die Beurtheilung dieses Verhältnisses ist bekanntlich wiederholt der Streitpunkt der Parteien gewesen, indem die Einen die somatischen Erscheinungen nur als zufällige Complicationen der Irresein-Krankheit betrachteten, die Anderen in ihnen wesentliche Elemente derselben erkennen wollten. Schliesslich scheint zwar die sogenannte somatische Schule in diesem Streite die Oberhand behalten zu haben, dennoch aber blieben die aus der psychischen Auffassung hervorgegangenen Unterscheidungen und Aufstellungen auch weiterhin maassgebend, und die somatischen Krankheitserscheinungen fanden trotz des principiellen Standpunktes nur ganz nebenbei einige Beachtung, insofern sie sich für die Prognose und die Behandlung und vielleicht noch für die Aetiologie in dem einzelnen Krankheitsfalle die Aufmerksamkeit erzwangen. Für die Auffassung des Wesens der Krankheit, oder auch nur für die Abgrenzung ihres begrifflichen Umfanges blieben sie dagegen fast ganz unberücksichtigt, und nur die eine Krankheitsform der allgemeinen progressiven Paralyse mit Grössenwahn machte hiervon eine Ausnahme.

Für diese Krankheitsform, bei welcher man die paralytischen Erscheinungen ursprünglich ebenfalls als Complication betrachtete, bildete sich allmälig die bestimmte Ansicht aus, dass die besonderen psychi-

schen Symptome in ihrer eigenthümlichen Gestaltung nur in Verbindung mit diesen bestimmten paralytischen Erscheinungen vorkämen,
dass die Entwickelung des psychischen Krankheitszustandes in einer
näheren Beziehung zu dem Verlaufe der somatischen Symptome stände,
und dass auch diese somatischen Erscheinungen nur dieser Krankheitsform eigenthümlich wären. Später hat sich zwar herausgestellt, dass
die Paralyse der Irren auch ohne Grössenwahn vorkommt, wie es
andererseits nachgewiesen ist, dass die paralytischen Erscheinungen
keine anderen sind, als die der Tabes dorsualis eigenthümlichen, und
dass sie wie diese auf grauer Degeneration der hinteren Rückenmarks-
stränge beruhen. Endlich in neuester Zeit ist der Nachweis zu führen
versucht worden, dass man in der Aufstellung dieser Krankheitsform
verschiedene heterogene Krankheitsprocesse zusammen geworfen habe
und es scheint damit auch wieder die ursprüngliche Ansicht, dass die
paralytischen Erscheinungen wenigstens für eine Reihe von Fällen nur
Complicationen der Geisteskrankheit seien, mehr Boden zu gewinnen.
Wie man nun aber auch dieses Verhältniss schliesslich auffassen mag,
Niemand wird leugnen können, dass bei der Aufstellung dieser Krankheitsform die paralytischen Symptome für die pathologische Auffassung
eine wesentlich höhere Bedeutung behaupten, als die somatischen Erscheinungen bei den meisten übrigen Formen der Seelenstörungen, und
dass die klinische Durchforschung dieser Krankheitsform gerade wegen
jenes somatischen Symptoms von überaus grosser Wichtigkeit für die
wissenschaftliche Psychiatrie geworden ist. —

Ich will es nun versuchen, in dieser Arbeit ein Krankheitsbild zu
zeichnen, bei welchem bestimmte somatische und zwar ebenfalls mus-
kuläre Symptome in gleich grosser Häufigkeit, wie bei der paralytischen
Geisteskrankheit die Begleiter bestimmter psychischer Erscheinungen
sind, und so wie dort auch hier eine wesentliche Bedeutung für die
Gestaltung des ganzen Krankheitsprocesses gewinnen.

Dieses Krankheitsbild steht in nächster Beziehung zu dem psychischen Zustande, den man gewöhnlich Melancholia attonita nennt,
der bisher als eine besondere Krankheitsform angesehen wurde, obwohl er nur äusserst selten primär auftritt, vielmehr in der Regel aus
einem Zustand einfacher Melancholie hervorgeht, oder, wie es recht
häufig der Fall ist, aus einer Melancholie mit nachfolgender Tobsucht,
so dass also dann der Zustand der Melancholia attonita die dritte
Phase des ganzen Krankheitsprocesses darstellt. Führt die Krankheit
nicht zur Genesung, so geht die Mel. attonita schliesslich auch noch
in entschiedenen Blödsinn über (Terminalblödsinn), so dass dann für

denselben Krankheitsfall vier differente Zustände nach einander das psychische Bild des Krankheitsprocesses constituirt haben. Es reiht sich damit diese Beobachtung der von Guislain, Zeller und Griesinger eingeführten Ansicht unter, dass die psychischen Krankheiten durch verschiedene Stadien mit wechselndem psychischem Gesammtcharakter verlaufen, und dass also wie die einfache Melancholie, die Tobsucht, der Blödsinn, ebensowenig die Melancholia attonita als eine besondere Krankheitsart angesehen werden kann.

Die sogenannte Melancholia attonita stellt bekanntlich jenen Zustand dar, in welchem der Kranke schweigsam, oder völlig stumm und regungslos dasitzt, mit starren Mienen, unbeweglichem, in die Weite fixirtem Blick, bewegungs- und scheinbar völlig willenlos, ohne Reaction auf Sensibilitätseindrücke, zuweilen mit dem vollständig entwickelten Symptom der Flexibilitas cerea, wie bei der Katalepsie, zuweilen nur mit einem sehr geringen, aber deutlich erkennbaren Grade dieser auffälligen Erscheinung. Der Gesammtzustand eines solchen Kranken macht den Eindruck einer im tiefsten Seelen-Schmerz, oder im höchsten Schreck erfolgten Erstarrung, und wurde als Krankheitsart bald zu den Depressionszuständen gestellt (woher die Benennung Melancholia attonita), bald zu den Schwächezuständen (stupor oder dementia stupida), bald auch als eine Combination aus beiden betrachtet (Baillarger's melancholie avec stupeur). Diese eigenthümliche Form des psychischen Gesammtzustandes hält bei Kranken, wo sie einmal aufgetreten, meist continuirlich längere Zeit an, zuweilen aber kommt sie auch wiederholt und dann oft in sehr flüchtig vorübergehender Weise vor. Ebenso ist die Intensität der Ausbildung nicht immer eine so äusserst prägnant ausgesprochene, wie in der eben gegebenen Schilderung, und aus beiden Rücksichten einer gewissermaassen mangelhaften Entwickelung wird die richtige Auffassung dieses Zustandes zuweilen übersehen. So gut wie ganz unberücksichtigt ist aber der sehr wesentliche Zusammenhang mit anderen Krankheitszuständen und die stete Verbindung mit bestimmten somatischen namentlich muskulären Symptomen geblieben.

Unterwirft man nämlich die Fälle, welche in ihrem Verlaufe die Melancholia attonita — oder sagen wir kürzer die Attonität — mit sich führen, einer genauen klinischen Beobachtung, so wird man finden, dass in dem Anfange der Krankheitsentwickelung epileptiforme Anfälle, oder andere krampfhafte Zustände bei einer grossen Zahl von Kranken anfallsweise vorkommen, dass demnächst aber dauernde krampfartige Zustände sich daran anschliessen, welche in dem Stadium der

Attonität ihre extremste Entwickelung als Flexibilitas cerea finden
und in einzelnen Resten noch bis in das Stadium des Terminalblöd-
sinns zu verfolgen sind. Neben diesen interessanten somatischen
Symptomen, welche ihrer speciesbildenden Bedeutung nach den paralytischen Erscheinungen der allgemeinen progressiven Paralyse mit
und ohne Grössenwahn durchaus an die Seite zu stellen sind, zeichnen
sich diese Fälle dann aber auch noch durch andere, sowohl somatische,
als besonders psychische Charactere aus. Namentlich ist es eine
eigenthümliche Art der Exaltation, die als pathetische Ekstase
bezeichnet werden kann und ferner ein exquisiter Trieb zum Sprechen in der Form der Rede, welche neben den bekannten Elementen der Attonität und neben anderen gewöhnlicheren Symptomen
als charakterisch beobachtet werden.

Diese Krankheitsform stellt also gewissermaassen ein klinisches
Pendant zur allgemeinen progressiven Paralyse mit und ohne Grössenwahn dar. In manchen Beziehungen, wie hinsichtlich des Verlaufs
durch verschieden gestaltete psychische Zustandsbilder und des
wesentlichen Zusammenhanges mit musculären Symptomen zeigt sie
ein ganz analoges Verhalten, wie jene; in anderen dagegen, wie zunächst in Betreff der Qualität der musculären und psychischen Störung
und, wie später hervorgehoben werden wird, namentlich in Rücksicht
der Prognose bildet sie einen conträren Gegensatz zu ihr. Und so
interessant sie in allgemein-klinischer Hinsicht ist, ebenso wichtig ist
sie wegen ihres häufigen Vorkommens und ihrer anthropologischen
Beziehungen.

I. Krankengeschichte.

Benjamin L.*) (Krankheitsbericht durch Generalarzt Dr. Hammer,
Dr. Münch und Stadtphysicus Dr. Janert in Königsberg i/Pr.), 27 Jahre
alt, Landschullehrer, Sohn eines Landmanns, hat nach dem Besuch der Landschule bei einem besonders. tüchtigen Lehrer, zuerst die Sattlerei erlernt, und
nachdem er 1½ Jahre als Geselle gearbeitet hatte, war er auf die Idee gekommen, Lehrer zu werden. Er präparirte sich bei einem Lehrer während
eines Jahres und nachdem er dann das Examen bestanden hatte, erhielt er
interimistisch die 2. Lehrerstelle in einer Landschule, wo er 4 Jahre bis zu
seiner Erkrankung fungirte.

Psychisch: Intellectuelle Fähigkeiten sollen mittelmässig gewesen sein,
Temperament wahrscheinlich cholerisch, Charakter wenig selbständig, übrigens

---

*) Ich bemerke in Betreff der Namen der Kranken, dass dieselben sämmt-
lich verändert sind.

ohne psychische Besonderheiten; (keine ahnorme Neigungen, ahusus spirituos.
u. s. w.). Körperlich regelmässig entwickelt.
Körperliche Krankheiten nicht vorangegangen.
Psychonosographie. Schon längere Zeit vor dem erkannten Ausbruch der Krankheit machte sich bei B. eine anfangs gedrückte, durch zeitweise heftige Affecte unterbrochene, später entschieden trühsiunige Gemüthsstimmung hemerkhar. Bei grosser Reizbarkeit liess er sich oft zu Ungerechtig-
keiten gegen seine Schüler verleiten, die ihm mehrfach Rügen seitens seiner
vorgesetzten Behörde zuzogen. Dann machte sich, je mehr die melancholische
Stimmung zunahm, eine geistige Stumpfheit hemerkbar und es bildeten sich
anfangs halb unwillkürliche, später ganz unwillkürliche choreaartige Muskel-
hewegungen im Gcsichte, verbunden mit Zuckungen und Verdrchungen der
Extremitäten aus, welche er anfangs noch durch Willenskraft modificiren und
mehr oder weniger beherrschen konnte, während er zuletzt vollständig die
Macht über sie verlor. — Er wurde nun ins Krankenhaus der Barmhcrzig-
keit in Königsberg aufgenommen.

Von hier aus wird durch die Aerzte berichtet: B. leidet an krampf-
haften Zusammenziehungen der Gesichts- und Nackenmuskeln und ander-
weitiger Muskelgruppen (der Extremitäten) für deren Auftreten sich ein somatischer Grund nicht hat auffinden lassen. In seinem Benehmen legt er folgende
Ungereimtheiten au den Tag: Er steht oft halbstundenlang aufrecht allein in
einem Winkel und macht die abenteuerlichsten Gesticulationen mit den Armen;
Nachts spaziert er allein im dunkln Hause umher u. s. w.

Stadtphysicus Dr. Janert fährt dann fort: Seit seiner Aufnahme ins
Krankenhaus lebt er abgeschlossen für sich, ist nicht im mindesten mittheilsam,
vielmehr stets schweigsam und in Gedanken vertieft. Zu einer geistigen oder
körperlichen Beschäftigung zeigt er keine Lust, die Haltung seines Körpers
ist vorgebeugt, sein Gang gemessen, alle Bewegungen träge; das Gesicht zu
Boden gesenkt, die Augen niedergeschlagen, der Blick unsicher und scheu;
seine Sprache ist langsam, nachdrucksvoll, beim Vorlesen pathetisch. Er zeigt
kein Interesse für seinen bisherigen Lebensberuf und für sein körperliches
Wohlsein, er kümmert sich nicht um seine Zukunft, nimmt nur geringen Antheil an dem, was um ihn vorgeht. Eci den an ihn gerichteten Fragen ist
er im Staude aufzumerken und zeigt eine ungeschwächte Erinnerungskraft,
auch weiss er genau Auskunft über seine persönlichen Verhältnisse zu er-
theilen, doch ruft jeder Versuch anhaltend nachzudenken oder complicirte
Vorstellungen zu combiniren jene choreaartigen Muskelbewegungen hervor.
Auch zeigt sich eine nicht zu verkennende Stumpfheit der Intelligenz, und
die Kraft der Selbstbeherrschung wird bei ihm nicht bloss in Bezug auf die
unwillkürlichen Muskelbewegungen oft ganz und gar vermisst. Sich selbst
überlassen, verharrt er in willenlosem Hinbrüten, von Aufmerksamkeit und
Besonnenheit verräth er dann keine Spur und ist er ausser Stande, seinen
Vorstellungslauf selbstthätig zu regeln uud zu beherrschen. Sinnestäuschungen
und Wahnvorstellungen scheinen nicht vorhanden. Der Verlauf war ununter-
brochen fortschreitend. Gemeingefährlichkeit ist noch nicht hemerkt, aber zu
fürchten.

Actiologisches: Heredität ist nicht vorhanden. Die Hauptursache
scheint Schwächung des Nervensystems durch Onanie gewesen zu sein, wenig-

stens spricht dafür der gesenkte, unsichere Blick, die erdfahle Gesichtsfarbe,
die Unsicherheit in seinem ganzen Auftreten. In der ostpreussischen Anstalt zu Allenberg. Aufnahme den
21. September 1861. Patient 5′ 6″·gross, etwas hager, aber kräftig beanlagt
und regelmässig gebaut. Brünett, Iris braun. Puls etwas verlangsamt und
schwach. Völlig regungslos. Sitzt oder steht steif auf einer Stelle. Augen
geöffnet, Pupillen gleich und normal weit, Blick starr, Mund etwas geöffnet,
linker Mundwinkel steht etwas höher, sonst keine Asymmetrie im Gesicht,
Gesichtszüge schlaff, Nase spitz. Nacken etwas nach hinten gebeugt, obere
Extremitäten schlaff herabhängend. B. giebt weder von selbst bei der Untersuchung des Körpers noch auf Fragen irgend eine Antwort. Er bewegt sich
nicht vom Platze, aufgestellt bleibt er stehen, angestossen und weitergeschoben
folgt er dem Drucke nur laugsam, indem er eiuen gewissen Widerstand ent-
gegensetzt. Er reagirt auf Nadelstiche an Ober- und Unterextremitäten nur
durch Verziehen des Gesichts, lässt sich ein Haarseil in den Nacken legen,
ohne sehr zu zucken. Er streckt die Zunge nicht aus. Er muss zum Essen
geführt werden, nimmt den Löffel auf Aufforderung in die Hand und führt
ihn nach läugerem Anharren selbst zum Munde. Geniesst äusserst wenig. Er
muss an- und ausgekleidet werden. Zuweilen (alle paar Tage ein bis mehrere
Male) werden krampfhafte Zuckuugen der Arme und Mundwinkel beobachtet.
Stuhlgang ziemlich stark retardirt.

      In der beschriebenen Weise verharrt der Kranke viele Monate und lässt
nur folgende Schwankungen seines Verhaltens beobachten. Zeitweise hat er
etwas mehr Regsamkeit gezeigt, indem er allmälig dazu gebracht wird, von
selbst das Bett zu verlassen und sich an- wie auszukleiden. Beim Sitzen
stellte er lange ein Prototyp der steinernen Gestalten jener ägyptischen Kolossal-
figuren dar: stunden- und tagelang aufrechte Haltung des Oberkörpers, Vorderarme auf die Schenkel gelegt, starr vorwärts glotzend. Gesichtsausdruck
kaum schmerzhaft verzogen zu nennen, eher leer und kalt. Betrachtete mau
ihn lange, so zeigte sich eine leichte Bewegung, eine Verziehung der Mienen,
die Unwillen andeutete. Zuweilen sank er langsam nach der linken Seite
etwas um und blieb lange in halbgebogener Haltung des Oberkörpers sitzen.
Zuweilen war nur der Kopf nach links seltener, auch einmal nach rechts gebeugt und gedreht. Zuweilen waren die Augen stundenlang halb nach oben
gerichtet. Zuweilen die Augenlider geschlossen; wollte man sie dann öffnen,
so zitterten dieselben lange Zeit. Die Extremitäten sind stark abgemagert,
passive Bewegungen sind leicht zu machen und behalten die Glieder (auch
die Beugung des Oberkörpers) längere Zeit die beigebrachte Haltung bei,
kehren aber dann allmälig wieder in die gewohnte Ausgangslage zurück. Die
Sensibilität über den ganzen Körper ist ein wenig herabgesetzt. Nadelstiche
bringen fast stets, wenn auch nur eine geringe Reaction hervor. Die Vorgänge im Zimmer sind ohne Einfluss, und allmälig gewöhnt er sich den Aufforderungen zum gemeinschaftlichen Mittagstisch, zum Schlafengehen etc. von
selbst zu folgen. Lange noch musste er zu jeder solchen That erinnert
werden. So blieb er lange Zeit am Speisetisch nach dem Tischgebete stehen,
bis er vom Wärter heruntergedrückt oder später zum Setzen aufgefordert
wurde. Die Speiseaufnahme war mit wenigen Ausnahmen nie ganz verweigert,
aber anfangs nur auf fremde Beihilfe und Anharren. Der Appetit und die

Ausleerungen wurden allmälig besser. An den Unterextremitäten litt er oft an Oedemen.

Es wurde ihm im Nacken ein Haarseil applicirt, das ca. 5 Wochen ohne wesentlichen Erfolg offen erhalten wurde. Unter dem Gebrauch von Aether phosphoreatus, den er ein halbes Jahr lang fortgebrauchte, wurde er etwas regsamer. Psychisch wurde er zu Gehübungen und zur Selbsterinnerung zu den alltäglichen Lebenshandlungen, zum Aufstehen und Entgegenkommen bei der ärztlichen Visite u. dgl. m. angehalten.

Nach ca. 9 Monaten kam einmal eine ausserordentliche grössere Regung vor. Er fiel dem Oberwärter um den Hals, lachte und weinte und ging eine Zeit lang auf dem Corridor umher. Dann aber verschwand wieder die Regsamkeit und erst nach weiteren Monaten trat wieder mehr Regsamkeit auf, und nach im Ganzen 16 Monaten des Aufenthalts in der Anstalt fing er an zu sprechen und zu schreiben. Er sprach anfangs nur einige Worte, schrieb aber schon gleich einen ziemlich ausführlichen und ganz guten Brief nach Hause. Er wurde auch zum Abschreiben und lauten Lesen und später zur Theilnahme am Schulunterricht und zu leichter körperlicher Beschäftigung angehalten. Sein Gesichtsausdruck belebte sich nur wenig, seine Bewegungen blieben langsam und behielten stets etwas Ungeschlachtes, Steifes, Er musste häufig an die nöthigen Bewegungen erinnert werden. Aus eigenem Antriebe nahm er nichts vor.

In den ferneren 2 Jahren, die er noch in der Anstalt blieb, änderte sich an diesem Zustande nur wenig. Er sprach im Ganzen immer nur ungern, oft verringerte sich seine Sprachregsamkeit wieder ganz und beschränkte sich auf leises, hauchendes Verneinen oder Bejahen. Auf die Frage, ob ihm das Sprechen schwer werde, antwortete er: „Ich kann das auch nicht sagen." In der That, während er für gewöhnlich langsam und sehr einsilbig sprach, konnte er, wenn er, was freilich nur selten geschah, in einen gewissen Grad des Affects gerieth, laut und auch recht geläufig sprechen. Zuweilen, wo er den Aerzten gegenüber wortkarg oder ganz schweigsam erschien, sprach er zu dem mit ihm spazierengehenden Wärter ziemlich rege. Sein Bewusstsein, so weit es aus dem wenigen, was er aus sich heraus sprach, erschlossen werden konnte, wurde stets von einer gewissen Unsicherheit, von einer Art Angst oder der deprimirenden Vorstellung beherrscht, „er dürfe nicht", wie es folgendes Zwiegespräch ergiebt: Fühlen Sie sich nun wohl? — „Ja ich meine." — Ob er auch das Seinige thue mit Befolgung der empfohlenen Gehübungen etc., um gesund zu werden? — „Ja." — Ob er heute schon gegangen sei? — Wenn ich darf." — Hat Ihnen denn Jemand verboten: — Keine Antwort. — Hat Ihnen Jemand gesagt, Sie dürfen nicht? — „Gesagt hat es mir Keiner, aber es ist mir so, als ob ich nicht darf." — Als ihm empfohlen war, jeden Morgen bei der ärztlichen Visite aufzustehen und den Aerzten entgegen zu gehen, und er diese Weisung doch nicht befolgt hatte, sagte er: „Ich darf nicht, das kommt mir nicht zu." — Später als er sich mit den Kranken aus dem Arbeiterstande an Gartenarbeiten betheiligte, bemächtigte sich seiner die Angst todtgeschlagen zu werden. Dann als sich der Anstalts-Geistliche aus Interesse für ihn in der Schulstunde häufiger mit ihm beschäftigte, beschuldigte er diesen einer Feindseligkeit gegen sich: „Sie haben sich auf mich gesetzt. — Die Andern fragen Sie nicht, ich soll alles wissen. Ich weiss

uicht Herr Pfarrer, warum Sie mich immer fragen, ich weiss nicht was das
heissen soll. Ich hin ja geisteskrank. Schicken Sie mich raus, dann werd
ich wissen. Da sind ja so viele gelehrte Herren, fragen Sie doch die." —
Ueber den Zustand seiner Intelligenz lässt sich nach den Resultaten des
Schulunterrichts sagen, dass sie entschieden bedeutend beeinträchtigt war, sowohl was die Intensität (Auffassung, Gedächtniss), als die Extensität (Erinnerungen an Erlebtes und früher Erlerntes) betrifft, indess erschien sie doch
weniger defect in ihrem Mechanismus und in ihren Elementen, als gelähmt
\in ihrer Bewegung. Doch ist auch nicht zu verkennen, dass sie in fort-
schreitender Verarmung begriffen war. Seine Gemüthsstimmung war gewöhnlich indifferent, zuweilen lachte er für sich, Weinen kam fast gar nicht vor.
Nur selten hatten die Mienen einen entschieden schmerzlichen Charakter.
Die vorhin angeführten Angstvorstellungen waren ersichtlich ohne Einfluss
auf seine habituelle Stimmung.

   Aufklärende Eröffnungen über seine innere Verfassung hat er nicht gegeben, obwohl er sich zuweilen über seine Antecedentien ganz gut aussprechen
konnte, auch bei Besuchen seines Vaters für die häuslichen Verhältnisse allmälig mehr Interesse zeigte. — Seine körperliche Regungsweise blieb im
Ganzen dieselbe monotone, langsame, unbeholfene und steife. Convulsive Zustände hatten sich in den letzten zwei Jahre nie mehr gezeigt. Die Sensibilität hatte sich bis zu vollständiger Normalität wieder eingestellt. Nach über
dreijährigem Aufenthalt in der Anstalt wurde er wegen Mangel an Platz nach
Hause geschickt.

   Ueberblicken wir die Erscheinungen des ganzen Krankheitsverlaufes
so sehen wir, wie nach einem Vorläuferstadium, einer Art Melancholie,
sich ein Zustand von allgemeinem geistigen Stumpfsinn entwickelte, der
sehr lange Zeit anhält ohne in vollen Blödsinn überzugehen, sich
diesem aber doch schliesslich annähert. Neben diesem Stumpfsinn
zeigen sich krampfartige Vorgänge im ganzen Umfange des Muskel-
systems, die anfangs als zeitweite continuirliche, choreaartige Convulsionen angegeben werden, dann als seltenere und leichtere Anfälle
von circumscripten Convulsionen auftreten und in der von Culvulsionen
freien Zeit, theils als bleibende Halbcontracturen, theils als wächserne
Biegsamkeit, theils als eigenthümliche Behinderungen der willkürlichen
Muskelbewegung und Muskelhaltung erscheinen. Die Sensibilität ist
herabgesetzt, findet sich aber völlig wieder, noch bevor die Inner-
vations- oder Muscularstörung verschwunden ist. Von Vorgängen in
den somatischen Systemen ist der Mangel des Nahrungsbedürfnisses,
die Erschlaffung der Darmmuskulatur und der Blutgefässe der Extremitäten (Oedem) bemerkenswerth.

2. Krankengeschichte.

Julius G. (Nachrichten durch Dr. Atzpodien und Kreis-Physikus Dr. Klokow in Tilsit), 33 Jahre, Landmann, die Mutter und eine Schwester sind vorübergehend geisteskrank gewesen. G. ist auf dem Lande aufgewachsen, beschäftigte sich in der Wirthschaft des Vaters und unterhielt zuletzt ein Liebesverhältniss, das Frühjahr 1856 durch die Untrene des Mädchens aufgelöst wurde. — Von gutmüthigem Charakter, angemessenen intellectuellen Fähigkeiten und ordentlichem Lebenswandel. Körperlich gut entwickelt, nur gegen Witterungseinflüsse für seine Gemüthsstimmung empfindlich. Stets gesund.

Psychonographie: G. wurde nach Auflösung seines Liebesverhältnisses schwermüthig, war oft schweigsam unnd theilnahmslos, was sich noch steigerte, als sich das Mädchen ein Jahr nach der Auflösung des ersten Verhältnisses, verheirathete (Mai 1857). Um Johanni eine syphilitische Infection mit secundären Erscheinungen. Ein Arzt soll ihm, um ihn von seinem Liebesgram zu heilen, den Coitus empfohlen haben, wonach die Gemüthsstimmung eine dauernde wurde. Im Anfange des nächsten Jahres einige Besserung. Dann traten Krämpfe auf, die im Laufe eines Tages sich öfters wiederholten und theils in Zuckungen der Extremitäten und Gesichtsmuskeln, theils in tonischen Rückwärtsbewegungen des Rückens bestanden und bei denen das Bewusstsein theils erhalten, theils unterdrückt war. Anfangs Mai trat wieder eine psychische Verschlimmerung auf. Er wurde wieder menschenscheu, zog sich bei Besuch einer Tante, statt gesellig zu sein, zurück, legte sich zu Bett und stand nicht mehr auf. Er liegt theilnahmslos mit geschlossenen Augen, giebt keine Antwort, spricht kein Wort. Liebevoller tröstender Zuspruch wirkt auf ihn eben so wenig als Strenge, letztere vermag ihn nur manchmal zu gewissen Thätigkeitsäusserungen (wie Aufstehen aus dem Bette, Anziehen des Rockes u. dergl.) zu bestimmen. Beim Besuch des Arztes keine Veränderung: Die Augen sind nur gewaltsam zu öffnen, es ist kein Wort herauszubringen. Gesichtsausdruck schmerzhaft, wehmüthig, das ruhige Athmen wird bei der Beobachtung zeitweise schneller auch unregelmässig und seufzend, Brust- und Unterleibs-Untersuchung lässt nichts Abnormes ermitteln. Urin roth. Stuhlgang unregelmässig, ausbleibend, verhärtet. Appetit wechselnd, meist genügend, aber er geniesst von den ihm vorgesetzten Speisen nur dann, wenn Niemand dabei ist, und zeigt dabei die Eigenthümlichkeit, dass er immer etwas von den selbst in geringster Quantität hingesetzten Speisen zurücklässt. Muskulatur mittelmässig. Puls regelmässig. Schwitzt viel. Schläft viel bei Tage und Nacht. Oefters lässt er den Urin unter sich, während er zum Stuhlgang das nebenstehende Geschirr benutzt. — Später (29. Juni) trat einmal der Arzt ohne ein Wort zu sprechen an das Bett und blieb schweigend eine Viertelstunde sitzen. F. hatte die Augen geschlossen, fing dann an, unruhig zu athmen, auch zu seufzen, öffnet endlich die Augen und sieht nach dem Arzt, schliesst sie aber sogleich, nachdem er ihn erblickt hat. Ein Wort ist wieder nicht heraus zu bringen. Neigung zum Schweiss anhaltend. Der Stuhlgang ist regelmässig geworden, der Urin weniger roth. Ist zuweilen mal

aufgestauden. 22. August. Blutendes Zahnfleisch nnd Lippen, letztere mit
dünnen Schorfen bedeckt. In die Stube geführt, öffnet er nicht die Augen,
losgelassen fällt er nicht, sondern taumelt mit geschlossenen Augeu seinem
Bette zu. Das Schwitzen hat aufgehört. Sonst keine Veränderung.

F. wurde nun am 28. December 1863 iu die Anstalt zu Allenberg aufgenommen. Die ersten drei Monate bot er unverändert das Bild der Regungslosigkeit dar, er lag anhaltend zu Bette auf dem Rücken, gab auf keine Frage
eine Antwort, hatte die Augen stets geschlossen und liess die Lider nur mit
grosser Gewalt öffnen, die sogleich zusammengedrückt wurden, sobald man
losliess. Er setzte dem Versuch, ihn aufzurichten, einigen Widerstand entgegen, liess sich aber erheben, auch aus dem Bette bringen und entkleiden.
Jede Stellung oder Haltung, in die man ihn brachte, hielt er lange inne.
Die Extremitäten kounten ganz so, wie bei der Katalepsie, in die abenteuerlichsten Stellungen gebracht werden, er behielt sie lange Zeit so, und nur
allmälig kehrten die Glieder dann in eine passive Stellung zurück. Die
Muskulatur war sehr schwach entwickelt, wie überhaupt die ganze Ernährung
sehr tief herabgesetzt war. Ein Festerwerden der einzelnen bei einer Beu-
gung contrahirten Muskeln war nicht zu bemerken. Zu den körperlichen
Verrichtungen stand er zuweilen von selbst auf, meist liess er Urin in's Bett.
Stuhlgang äusserst retardirt, Appetit geriug. Speise nahm F. nur zu sich, wenn
Niemand im Zimmer war. Arzeneien schluckte er. Gab mau ihm den Löffel in
die Hand, so uahm er ihn, legte ihu aber bald wieder nieder. Bei Versuchen
ihn gehen zu lassen, geht er langsam vorwärts, hängt etwas nach der rechten
Seite nnd wirft das rechte Bein. Die Sensibilität ist über deu ganzen Körper
stark herabgesetzt. Meist gar keine Reaction gegen Nadelstiche. Oedem
der Füsse. Ein im Anfang applicirtes Haarseil wird Mitte März fortgelassen.

Ende März änderte sich in einer Beziehung das Krankheitsbild. Statt
der absoluten Schweigsamkeit tritt ein unaufhörliches Sprechen auf, das
monotou in einem engen Kreise von Worten sich ergeht, die auf Liebe und
Religion Bezug haben. So z. B. einen Tag: „Liebe ist Gott, Liebe, Liebe ist
Gott, Liebe, Liebe ist Gott.“ Ein ander Mal: „Gott in Gott, Gott, Gott in
Gott, Gott in Liebe, Gott, Gott, Gott in Liebe, Gott in Gott u. s. w.“
Oder „Gott — Liebe — Gott dir danken wir: Vater, Vater ich bin dein Kind;
Gott, Liebe, Gott“ etc. Oder „Du dreimal grosser Gott, du dreimal grosser
Gott.“ Manche Tage sagte er zu diesen Worteu einen Zwischensatz, wie
„heisst es ja“, oder „sage ich“, „wahrhaftig.“ Bald wurden diese Worte ruhig
ausgesprochen, bald sehr laut und sehr schnell ausgestossen. Iu der Nacht
wurde das Sprechen in der Regel unausgesetzt wie am Tage fortgesetzt, nur
sprach er dann leise. Legte man ihm die Hand auf die Stirn, so hörte das
laute Sprechen auf und sprach er dann dieselben oder ähnliche Worte flüsternd.
Zuweilen wechselte er ohne äussere Veranlassung mit lautem und flüsterndem
Sprechen in läugeren Reihen vpn Worten ab. Er lag dabei entweder ganz
flach auf dem Rücken oder hatte sich mit dem Oberkörper etwas aufgerichtet
und den Kopf starr nach hinten zurückgebogen. Zuweilen wurden diese Worte
sehr quälend durch die Zähne vorgebracht, oder einzelne Worte wurden langsam und in getrennten Silben vorgestossen, als ob ein Mechanismus den Kranken
gegen seinen Willen zum Ausstossen der Worte zwinge. Zuweilen wurden
der Mund und die Augenmuskeln beim Sprechen krampfhaft verzogen. Er

wurde bald sehr heiser, sprach dann längere Zeit nur leise, um dann wieder mit lautem Schreien abzuwechseln. Vom 19. Mai bis 2. Juni sprach er kein Wort. Dann fing er wieder in voriger Weise an zu sprechen, was bis nahe vor seinem am 21. August erfolgten Tode mit geringen Unterbrechungen andauerte. Als er ganz schwach war, war die Stimme grunzend oder keuchend und schliesslich leise stöhnend. Seit Anfang April hatte sich Fieber mit leichtem Husten eingestellt. Es entwickelte sich eine acute Tuberculose der rechten Lunge, an welcher er verschied.

Ueberblicken wir die einzelnen Vorgänge dieses Falles, so haben wir wieder im Beginne der Erkrankung eine melancholische Gemüthsverstimmung, die nach einjähriger Dauer etwas nachliess, dann aber sich wieder einfand und nach im Ganzen 16 monatlicher Dauer in jenen eigenthümlichen Zustand der Schweigsamkeit und Regungslosigkeit überging. Ob dieser noch als Melancholie zu bezeichnen war, ist schwer zu sagen. Später ist jedenfalls der Zustand als eine herabgesetzte Intelligenz und gereizte Verwirrtheit im Uebergang zum Blödsinn anzusehen. In diesem letzten Zustande tritt das Vorwalten religiöser Vorstellungen in den Vordergrund und die Herrschaft der auffälligen Erscheinung des fortwährenden Sprechens und des Sprechens in monoton wiederholten Worten oder Sätzen. In körperlicher Beziehung ist, nachdem Krampfanfälle verschiedener Art während eines Tages vorangegangen waren, wieder jenes Symptom der wächsernen Biegsamkeit und zwar in sehr ausgesprochenem Grade vorhanden, ausserdem eine gewisse Convulsibilität der Mund- und Augenmuskeln beim Funktioniren zum Sprechen. Motorische Lähmungen sind nicht vorhanden, doch ist zeitweise eine Schiefhaltung des Oberkörpers und ein Nachschleppen des betreffenden Beins zu bemerken gewesen. Die Sensibilität ist stark herabgesetzt. Im Uebrigen ist wieder eine gewisse Nahrungsverweigerung und eine starke Herabsetzung der Ernährung zu constatiren.

3. Krankengeschichte.

Baronin Minna von B. (Nachrichten durch die Angehörigen), 45 Jahre alt. Eine als besonders gemüthsvoll und gutartig geschilderte Dame, dabei aber sehr nervös reizbar. Sorgsame Mutter und eifrige Hausfrau. Körperlich gut entwickelt, als Mädchen blühend, litt später viel an nervöser Schwäche und Schmerzen. Innerhalb 3 Jahre 3 Wochenbetten ohne selbst zu stillen; bei dem letzten (1839) ein grosser Blutverlust mit nachfolgender habitueller Anaemie. 1850 Choleraanfall von grosser Intensität, ausgebrochen wie es heisst in vollkommen cholerafreier Gegend auf die blosse Nachricht, dass 20 Meilen entfernt ihr Vater, Schwester und Schwager der Cholera erlegen seien.

Psychonosographie. Die nervösen Erscheinungen steigerten sich nun gewaltsam, trotz der dagegen angewandten mehrfachen Brunnen- und Badekuren und verbanden sich mit sehr hervortretenden Idiosynkrasieen, geistigen Sonderbarkeiten und mit häufig auftretenden Aufregungszuständen 1856 erfasste sie mit ungeheurer Lebhaftigkeit den Gedanken, nur eine Kalt-wasserkur könne ihr helfen und brauchte im Winter eine solche im rigoröse-sten Grade und grösstem Umfange. Sie wurde körperlich sehr abgehärtet und blieb auch danach eine Fanatikerin des Kaltwasserkurgebrauchs bis zur krankhaften Verkehrtheit, ohne dass ihre Leiden und ihre Klagen aufhörten. Seit 1861, Ausbleiben der Regel, setzte sich die Idee fest, sie sei durch Streich-hölzer, die neben ihrem Bette gestanden, vergiftet. Metallgeschmack, Aversion gegen Metalle. Mit religiösen Ideen und Uebungen überhaupt häufig be-schäftigt, glaubte sie schliesslich mit dem lieben Gott in directem Verkehr zu stehen. Häufig Zornausbrüche, die sie nachher in liebevollster Weise bereute. Ihre Leiden könne kein Arzt beurtheilen und nur sie allein könne sich durch Eingebungen des Himmels einige Erleichterungen verschaffen. Dabei treten krampfartige Zufälle auf, wirkliche Krämpfe der Füsse, dann der Arme und der Kinnbacken, wobei ein Geräusch, wie das Ticken einer Uhr im Munde zu hören war. Später Wein- und Lachkrämpfe.

1866 gerieth sie bei Gelegenheit der Kriegsvorgänge in grosse Aufregung, glaubte den Sarg ihres im Felde stehenden Sohnes zu sehen und verfiel in vollständige Tobsucht, Zerstörungssucht und Raserei und musste einer An-stalt übergeben werden. — Hier angekommen verfiel sie in einen völlig apathi-schen Zustand, in welchem sie bis zum Frühjahr 1867 verharrte und „in welchem sie ein trostloses Bild gewährt haben soll."

Bis zum Juli 1868 wechselte der Zustand zwischen Aufregung, die zum Theil durch Besuche von Angehörigen veranlasst wurde und wieder Versinken in völlige Apathie. Bei einer gewissen Klarheit des Geistes hatte sie in ihrem geistigen Benehmen viel Unnatürliches, besonders durch den Gebrauch eigens gebildeter Worte, was sich bei steigender Aufregung noch vermehrte, und viele Widersinnigkeiten zu Tage förderte. Vor Allem klagte sie, dass sie fortwährend das Geräusch von Maschinen höre, die sie unaufhörlich quälten und ihr dies und jenes vorschrieben. In diesem Zustande kam sie in meine Beobachtung.

Sie ist eine grosse kräftige Gestalt mit sehr markirtem aber gutmüthigem Gesichtsausdruck, von unverhältnissmässig vorgerückt greisenhaftem Habitus. Ihr Verhalten bietet drei Hauptphasen dar. In der einen sitzt sie regungslos mit verschränkten Gliedern zusammengekauert da, giebt auf keine Frage eine Antwort, setzt den passiven Bewegungen einigen Widerstand entgegen, zeigt einen geringen Grad wächserner Biegsamkeit, bei ziemlich gut erhaltener Sensibilität. In der anderen Phase ist sie sehr redselig, spricht mit sich oder mit der Umgebung in theils ziemlich vernünftigen Erinnerungen, theils in phantastischen mehr oder weniger kindischen, Hochmuth verrathenden Fase-leien, wobei sich häufig eine grosse lascive Sinnlichkeit, wenigstens von Seite ihres Vorstellungslebens offenbart. Zuweilen hat sie deutliche Hallucinationen von nicht vorhandenen Personen, die bei ihr sein sollen. Sie hat die Sucht allen Personen der Umgebung andere Namen zu geben, zum Theil solche aus ihrer früheren Umgebung und Bekanntschaft, zum Theil selbst erfundene.

Sie redet von sich in der zweiten Person, z. B. „gieb dem Doctor die Hand",
oder „gieb ihm jetzt nicht die Hand", „sag ihm Adieu" u. dgl. mehr. Zuweilen spricht sie, als ob sie eine auswendig gelernte Lection hersage, und
lässt sich nicht unterbrechen; zuweilen kann man ganz gut mit ihr ein
Zwiegespräch führen. Ihre Stimmung ist wechselnd, meist indifferent, selten
his zu bitterlichem Weinen betrübt, zuweilen ausgelassen lustig. Gegen ihre
Umgebung je nach Stimmung, vor allem je nach ihrer persönlichen Auffassung
der Person freundlich oder unfreundlich bis zu bösen Schimpfworten und
Handgreiflichkeiten. Ein Brief aus dieser Zeit lautet: „Sie bekommen 100
Ducaten und 100 Reichsthaler und damit ist quittirt. Der Frau von Gladitsch
gehört diese und muss so gültig sein. Die Adolfine bekommt das auch. Die
Puppsi bekommt das auch. Die Coelestine bekommt das auch. Der Doctor
Nimrod oder Baron de Nimrod bekommt auch noch 100 Dukaten uud 100
Reichsthaler. Das Louischen bekommt auch noch 200 Ducaten und 200 Reichs-
thaler. Der Herr Immerwahr bekommt 500 Ducaten uud weiter nichts. Die
Frau von Gledisch bekommt auch noch 500 Ducaten, weiter im Augenblick
nichts, dann eine Kaiserin und ein Kaiser Fritz B. kann das auszahlen, weil
er reich nebst Deiner und Seiner Familie ist. Barouin B., eigentlich Kaiserin
von der ganzen Welt und Tochter und Schwägerin des Kaisers Fritz und
Deinem Manu Barou B. und des jungen Barons Edwin B. eigentlich Kaiser
von der ganzen Welt kann auszahlen und geben, was sie will und wem sei
will. Ihr Kind und ihr sehr bescheidener Mann wollen Deinen Willen Kaiserin
von der ganzen Welt, ob sie es mir glauben wollen oder nicht, denn der
Glaubo macht selig. Das sagt Fritz Baron von B. und Edwin Baron von B.
und der alte Herr Kaiser von B." —

Ihr Sinn für Ordnung und Sauberkeit war anfangs noch sehr ausgesprochen, doch kam Verunreinigung häufig vor; häufig auch offenbarte sich
ein grosser Mangel an Anstand. Von verkehrten Handlungen und Begehungen
ist bemerkenswerth ein häufiger Trieb sich zu entkleiden und halb entkleidet
umherzugehen. Eine Zeit lang riss sie sich einzeln die Haare auf dem Kopfe
aus, so dass nur durch Coercitiv-Vorkehrungen der vollständigen und bleibenden Haarlosigkeit gesteuert werden konnte. Oefters Kleiderzerreissen.
All' ihr Thun giebt sie öfters als durch Gott befohlen oder selbst gethan an.
Zuweilen beschäftigt sie sich mit leichter Handarbeit noch leidlich gut. Die
dritte zwischen beiden Zuständen gewissermaassen die Mitte haltende Phase,
welche den weitaus grössten Theil der Zeit ausmacht, besteht in ruhigem
Dasitzen auf dem Sopha, wobei sie an einem in den Händen befindlichen
Kleidungsstück forwährend dreht und auf Fragen mit kurzen Antworten reagirt.
Dieses Zusammendrehen eines Gewandstückes in Wurstform ist bei ihr eine
so habituelle Bewegungsstereotype geworden, dass die Wärterinnen den sie
am besten bezeichnenden Ausdruck „Würsteln", „Frau Baronin würstelt" dafür
gebildet haben. Sie übt dasselbe mit einer solchen Unermüdlichkeit und Un-
widersteblichkeit, zuweilen selbst des Nachts und im Halbschlaf, dass es fast
als eine combinirte Krampfform angesehen werden kann.

Ueberblicken wir die Erscheinungen dieses Krankheitsfalles, so
haben wir wieder im Anfange ein melancholisches Eingangsstadium,
das sich allerdings durch seine hysterisch-hypochondrische Färbung

und durch eine sehr lange Dauer auszeichnet. Innerhalb dieser Zeit werden wiederholt Krampfzustände, convulsiver, tonischer und functioneller (Lach- und Weinkrämpfe) Art beobachtet. Sodann folgt ein Stadium tobsüchtiger Manie, welches nach kurzer Dauer den Zustand der Attonität herbeiführt, aber auch für kurze Zeiten immer wieder zwischendurch eintritt. Endlich folgt das jetzt noch währende Stadium hochgradigen Schwachsinnes, das von Resten der Attonität oder der Manie auf kürzere Zeiten öfters unterbrochen wird. Was den psychischen Allgemeinzustand betrifft, so sehen wir, wie die anfangs reine Melancholie immer mehr von entgegengesetzten Elementen durchsetzt wird und schliesslich ganz untergeht. Die Intelligenz erfüllt sich mit einer Reihe von verkehrten Vorstellungen auf dem Boden einer tiefgestörten Selbstempfindung und gelangt unter dem Einfluss von Hallucinationen sogar zu der Idee, mit Gott in einem unmittelbaren persönlichen Verkehr zu stehen, und im späteren Verlaufe zu der, Kaiserin von der ganzen Welt zu sein. Schliesslich geht die Intelligenz in einen Zustand kindischer Schwäche über. Bemerkenswerth ist das Vorwalten religiöser Vorstellungen, ferner die eigenthümliche Redeabweichung, von sich in der zweiten Person zu sprechen, und neben einer zeitweise herrschenden, hartnäckigen Schweigsamkeit die zu anderen Zeiten zu beobachtende Vielsprecherei in monotoner Folge und häufig wiederholten Phrasen, welche sich sogar in Schriftstücken äussert. Mit diesen psychischen Symptomen verbindet sich auf somatischem Gebiete das Auftreten von Krampfzuständen auf dem Uebergang vom ersten Stadium zum zweiten, sodann die Nachfolge kataleptiformer Erscheinungen im Stadium der Attonität und schliesslich im Stadium des Blödsinns abwechselnd die eigenthümliche Bewegungsstereotypie des „Würstelns" neben der contracten verschränkten Haltung der Glieder.

Weitere Fälle führe ich nur in kürzerem Resumé an.

4. Fall.

Adolphine M. (Nachrichten durch Dr. Hartoch und Kreis-Physicus Dr. Reichel in M.), 29 Jahre. Lehrerin. Vortrefflich beanlagt und ausgebildet, gross aber schwächlich. Frühjahr 1858 maniakalischer Anfall von 8 Tagen Dauer ohne weitere Folgen. August 1863. Nach kurzem Vorläuferstadium körperlicher Unbehaglichkeit neuer Tobsuchtsausbruch mit Vorwalten enormer Sprech- oder Redesucht und Nahrungsverweigerung, wieder von 8 Tagen Dauer. Dann abwechselnd ruhigeres Verhalten und Zurückfallen in die Sprechsucht und Zornmüthigkeit mit der Neigung alles schlecht zu machen, oder auch ein anscheinend normales Verhalten. — April 1864 Aufnahme in die Anstalt. Hier über 2 Monate ganz besonnen aber ohne Anerkennung ihres überstandenen psychischen Krankheitszustandes, dafür ein übertriebenes hysterisch gefärbtes Krankheitsgefühl. Seit Anfang Juli melancholische Agitation mit pathetisch theatralischem Charakter, directe und indirecte Hallucinationen im Gebiete des Gehörs und Gefühls; seit 25. Juli zeitweise hochgradige Attonität, d. h. starres Wesen in der Körperhaltung, Bewegungslosigkeit, Sucht zu kauern und in contracten Haltungen zu verharren, theilweise Unempfindlichkeit oder Unempfänglichkeit für Sensibilitätsreize wie für psychische Eindrücke, zeitweise totale Schweigsamkeit, Nahrungsverweigerung, Unreinlichkeit. Bis April des folgenden Jahres steigerte sich dieser Zustand bis zur tiefsten Versunkenheit, wie man sie sonst nur bei Kranken derselben Art, die in unheilbaren Blödsinn verfallen sind, zu beobachten pflegt. Darauf nach Empfang eines Briefes von Hause exaltirtes Wesen mit Neigung alles schlecht zu machen. Dann wieder Apathie mit dem Triebe, sich die Haare am Kopfe abzureiben. Zeitweise immer wieder etwas erregt. Im November Convulsibilität sämmtlicher Extremitätenmuskeln bei völliger Schweigsamkeit. Am 5. November: Tetanische Spannung scheinbar in sämmtlichen Extremitäten- und Kopfmuskeln. Spricht nicht, schüttelt auf Aufforderung zu sprechen steif mit dem Kopfe und zeigt mit zusammengekniffener Hand und vorgestrecktem Zeigefinger nach dem Kehlkopf und in den Mund. Untersuchung soweit sie im Augenblick möglich war, ergab nichts als eine auffallende Reactionslosigkeit der Rachenschleimhaut. Dann Trismus geringen Grades. Am 6. wieder das frühere Verhalten mit Vorwalten der Apathie und Entkleidungssucht. Kommt bei mangelnder Nahrungsaufnahme sehr herunter und bietet häufig das Bild der vollkommensten Stupidität. Im April wieder regsamer unter dem Ausbruch von Schimpfsucht, zeitweise sehr lautes, ununterbrochenes Sprechen, („Munddiarrhoe", wie es ein junger College treffend bezeichnete) Steigerung bis zu völliger Tobsucht. Bis Februar 1869 hält der Wechsel zwischen Apathie und tobsüchtigem Wesen an. Dann beruhigt sich Patientin ziemlich plötzlich, kehrt zu einem anhaltend ordentlichen Verhalten zurück und kann im Mai gebessert entlassen werden. Ohne dass ein klares Bewusstsein ihrer durchlebten Verkehrtheiten auftritt, ist sie im Wesentlichen gesund geblieben.

5. Fall.

Michael G. (Nachrichten durch Dr. Steiner und Kreisphysicus Dr. Beeck in Pr. Holland). 20¼ Jahr. Knecht auf dem Lande. Im 15. Lebensjahre (1855), 14 Tage nach sehr angestrengtem Arbeiten maniakalisch krank. 1858, 1859 im Sommer kurz dauernde leichtere Alienationsanfälle. 1860 Mai neue Erkrankung, nachdem er wegen Wüstheit des Kopfes und nach Voraufgang von Nasenbluten sich einen Aderlass hatte machen lassen. Gesichts-Hallucinationen des Teufels. Hochgradige Tobsucht, mit Remissionen und mit ruhiger Verwirrtheit abwechselnd bis Juli. In der Anstalt starrsüchtiger Zustand ohne Schweigsamkeit. Geringer Grad von Mondsucht. Dann August G. (während meiner Abwesenheit durch einen zur Vertretung erhaltenen Kliniciste Dr. Riemer notirt). „Hat seit Anfang August ein krampfhaftes Wesen gezeigt, indem beständig einzelne Muskelgruppen afficirt erschienen. So scheint ihm das Gehen, das Bewegen der Arme sehr beschwerlich. Gesicht ist meisten-

theils verzerrt. Auch zu einem wirklichen Krampfanfalle (Convulsionen aller
Glieder) soll es gekommen sein. Seit einigen Tagen Nasenbluten. — Acht
Blutegel. Setac. August 7. Sonderbare Stellungen. Antwortet garnicht
oder den grössten Unsinn. Cupr. sulph. ammon. gr. ¼ steigend. — 8. Hat
sich mehrere Nächte hindurch bewässert. — 14. Jetzt ruhiger. Reizung der
motorischen Nerven geringer und kein krampfhaftes Wesen. — 24. Cuprum
ausgesetzt. — 28. Das alte Leiden macht sich wieder geltend." — Septbr. 10.
Wiederholte Tobsuchtsausbrüche. — October. Hochgradige etwas starre Apathie
und völlige Schweigsamkeit. 1861 April, fängt sich körperlich und geistig zu
regen an. August wird er genesen entlassen.

6. Fall.

Adolph L. (Nachrichten durch Kreisphysicus Dr. Kob in L.) 24 Jahre.
Apothekergehilfe. Geistig recht gut beanlagt, in der Pubertät 3 Jahre lang
Onanie. 1862 in der letzten Lehrzeit auffallend dünkelhaftes widerspenstiges
Wesen. Trotz Verworrenheit beim Examen kann er zum Gehilfen ernannt
werden. 1863. Macht als Gehilfe grosse Verkehrtheiten, ist arbeitsscheu und
trotzig. Zum Vater nach Hause geschickt wird er wahnsinnig. Dann apathisch
mit grosser Unfläthigkeit, Teufels-Hallucinationen des Gesichts und Gehörs.
Tobsuchtsausbrüche. Hält Gegenstände krampfhaft fest. Ist nicht zu bewegen
beim Essen Messer und Löffel zu gebrauchen. 1864. Februar 1. Aufnahme
in die Anstalt. . Weitgediehener Schwachsinn, starrsüchtige Apathie, anfangs
volle Schweigsamkeit, dann nur vorübergehend aber starke Wortkargheit,
anhaltend: Unreinlichkeit. Kopf stark gesenkt, in starrer Haltung, die Augen
anhaltend geschlossen und fest zugekniffen. Eigenthümliche Mundgesten (wie
etwa bei besonderen Geschmacks- und Geruchsempfindungen bei zusammengekniffenen Lippen, oder zeitweise lange anhaltend schnauzartig vorgestreckt
(„Schnauzkrampf"). Isst wie schon zu Hause, auch hier nicht mit Messer
oder Löffel, sondern trinkt die Suppe hartnäckig aus dem Teller und ver-
meidet selbst beim Fleischessen gern den Gebrauch der Finger. Auffallend
sind die Sonderbarkeiten in seiner Körperhaltung in der Ruhe und ganz besonders in seiner Bewegung, wenn er überhaupt aus der Passivität heraus-
tritt. Meist steht er in einem abgelegenen Winkel, beide Arme an die Brust
gedrückt, die eine Hand am Gesicht, die andere am anderen Ellenbogen. Im
Sitzen liegen die Arme an den Leib fest angedrückt. Kopf vorgebeugt und
mit Mühe aufzurichten. Im Gehen beugt er die Kniee auch beim Erhebungs-
tempo und setzt die Füsse mit dem äusseren Ballen auf. Zuweilen scheint
es, als ob er gehen wolle, aber nicht damit beginnen könne. So wie er aber
im Gehen ist, kommt er trotz seiner sonderbaren Bein- und Fussstellungen
schnell vorwärts. Sensibilität etwas herabgesetzt, aber nicht unterdrückt. —
Trotz vielfacher Bemühungen durch medicamentöse Mittel, durch Schulunterricht, Gymnastik, für welche er willige Theilnahme zeigte, änderte sich sein
Zustand nur wenig und blieb im Wesentlichen unverändert, starrsüchtige
Apathie, Attonität mittleren Grades.

Die bisher mitgetheilten Krankheitsfälle, denen ich noch eine
grössere Zahl ganz ähnlicher anreihen könnte, haben eine wichtige

Erscheinung gemeinsam, das Auftreten von entschiedenen Krampfzuständen, bald vollkommen couvulsiver, bald bloss tonischer und halb-
tonischer Art, und diese Krampfzustände treten entweder in einmaligem
Anfalle oder wiederholt auf, oder lassen auch nach Aufhören der Anfälle eigenthümliche Veränderungen der Bewegungsorgane zurück, die
wieder wie halbtonische Spannungen oder wie unvollständige Contracturen
aussehen. Dadurch zeichnen sich diese Fälle vor den gewöhnlichen Fällen
aus, in welchen der Zustand der Attonität beobachtet wird.   Schon
der letzte mitgetheilte Fall hatte von einem eigentlichen Krampfanfall
nichts zu melden, wenn man nicht das längere Zeit vorkommende, unmotivirte Spiel der Gesichtsmuskeln in verzerrten Mienen und den lange
anhaltenden „Schnauzkrampf" dafür ansehen will. Durch diesen Mangel
leitet dieser Fall zu der Gruppe der gewöhnlichen Fälle von sogenannter Melancholia attonita hinüber, von welchen ich ihres sehr häufigen und bekannten Vorkommens wegen nur drei Fälle kurz mittheilen will.

7. Fall.

Peter U. 33 Jahre alt, Kaufmann. (Nachrichten durch Dr. Kosch,
Dr. Skrzeczka, Medicinalrath Dr. Janert und Professor Dr. Hirsch in
Königsberg), Hat das Gymnasium besucht, wurde dann Comtoirist und später
selbstständiger Kaufmann. Von Hause aus etwas kopfhängerisch und schlaff.
Syphilitische Infection mit secundären Erscheinungen vor 3 Jahren ohne nach-
folgende Affection, aber mit vorübergehender Steigerung seines habituellen
Wesens zu einer Hypochondriasis syphiliticorum. Im Sommer zeigte sich eine
auffallende geistige Verstimmung und Verzagtheit, die sich wie gewöhnlich
an zufällige Aeusserlichkeiten anklammerte, z. B. an Unannehmlichkeiten im
Geschäft. Im Herbst Geschworener. Bei einer lange in die Nacht hinein
dauernden Verhandlung schläfrig geworden, oder auch wirklich eingeschlafen,
wird er deswegen geneckt und fürchtet dann criminell belangt zu werden.
Nach 5 Wochen Aufenthalt auf dem Lande bei Verwandten entwickelt sich
völlige Melancholie, Angst und Unruhe; dabei schlaffe Mienen, starrer Blick.
Nur auf Zureden spricht er einige wenige Worte, zeigt namentlich auf den
Kopf, in welchem er sehr beängstigende Gefühle hatte. Gegen Nahrungsmittel
absoluter Widerwille. Lässt sich nur mit Mühe überreden, das Bett zu verlassen, muss aber zu jeder Bewegung aufgefordert werden: absolute Willen-
losigkeit. Dann absoluter Stupor und zeitweise völlige Schweigsamkeit. Nur
zuweilen bringt er etwas vor: die Polizei habe Spiegelscheiben in seinem
Zimmer einsetzen lassen, um ihn zu beobachten, öfters häufig wiederholtes
Aussprechen eines und desselben Wortes, mit oder ohne besondere Veranlassung, (z. B. als er einen Hund auf der Strasse bellen gehört hatte: „Hund,
Hund, Hund, Hund . . . .")
Mitte November in die Anstalt aufgenommen, bietet er das Bild völliger
Attonität dar. Gesichtszüge starr, Augen mit dem Kopf stets nach unten
gerichtet, ohne alle freiwillige Regsamkeit, sitzt anhaltend auf dem Sopha.

ist nicht anästhetisch, muss gefüttert werden. Nach verschiedenen vergebli-
lichen, langsam fortgesetzten Fragen über seine persönlichen Verhältnisse beantwortet er die nach dem Alter mit leiser Stimme und erst, nachdem wir
schon nach längerem Warten zu einer anderen Frage übergegangen waren.
Dabei fasste er sich mit der rechten Hand nach der Stirn und zeigte eine
leichte Regung des Unwillens im Gesichte. Bei leichten Bewegungen bricht
ihm oft der Schweiss aus. Die sehr heruntergekommene Ernährung hebt sich
bei der künstlichen Fütterung bald. Psychischer und somatischer Zustand im
Uebrigen unverändert. 1864 Ende Januar fängt er an beim Gefüttertwerden
für sich zu sprechen, anfangs ganz unverständlich geflüstert. In den nächsten
Tagen hört man aus seinem leisen Plappern ganz deutlich heraus: „Schmorbraten essen, Schmorbraten essen ist meine Sache;" — und nun anhaltend
wiederholt dieselben Worte. Seitdem hat diese monotone Wortwiederholung
his in den August, fast täglich mehrere Male stundenlang angedauert. Bald
mit leiserer Stimme, bald ganz laut fast schreiend: bald sass er dabei, bald
ging er im Corridor auf und ab, bald ging er in grosser Rüstigkeit um einen
grünen Platz im Abtheilungsgarten. Die Worte wurden meist sehr schnell
ausgestossen. Der Inhalt derselben war zuweilen ein veränderter. Erst wechselt er blos mit dem Braten. Auf Schmorbraten folgte Rinderbraten, dann
Kalbsbraten. Dann kam eine Periode, wo er an das Bratenessen noch eine
Sentenz anknüpfte und zwar so zu sagen in einem Athem: „Gesang verschönt
das Leben", dann „Gesang und die Liebe, Gesang und die Liebe." Später:
„Gesang und die Liebe, froher Sinn ist das schönste auf der Welt." — „Gesang und die Liebe, froher Sinn ist das wunderschönste auf der Welt, Gesang
und die Liebe froher Sinn, herrlich, Gesang und die Liebe froher Sinn, herrlich." Beim Besuche des Gottesdienstes verhielt er sich ganz correct, machte
das Ceremoniell vollständig mit, sprach aber dabei leise für sich. Bei einem
Besuche der Aerzte von Hause in der Anstalt im Juni sprach er kein Wort.
Bei dem Besuche seiner Angehörigen im August unterhielt er sich ganz verständig, nachdem er noch den Tag vorher seine gewöhnlichen monotonen Reden
gehalten hatte. Er wurde heraus und nach Hause genommen und hat er hier
seine völlige geistige Gesundheit erlangt und behalten.

8. Fall.

Nina von J. (Nachrichten durch Dr. Goburrek und Kreisphysicus
Dr. Klokow in Memel). 24 Jahre. Frühzeitig verwaist, begleitete eine alte
Tante auf grossen Reisen durch Italien, Frankreich und England und kehrte
von dieser im September 1862 im Zustande der Manie zurück. Von dieser
innerhalb 5 Monaten genesen, führte sie mit einer Schwester eine eigene
Wirthschaft 2 Jahre lang. Ein Verhältniss mit einem Offizier wurde nicht
realisirt, doch behielt sie ihn im Herzen, und als der Offizier bei einem Sturz
mit dem Pferde ums Leben kam, wurde sie sehr betrübt. November 1864
vollständig melancholisch. Sitzt den ganzen Tag auf dem Sopha, spricht mit
der Schwester nur, wenn sie Fragen beantworten muss. Wahnvorstellungen
scheinen nicht vorhanden. In Gemüths- und Willensäusserungen grösste
Apathie und ohne alle Energie. Haltung äusserst schlaff, Gesichtsausdruck

matt, fast schläfrig. Nach einiger Zeit Nahrungsverweigerung. Dabei be
schäftigte sie sich noch mit Handarbeit.

In der Anstalt bietet sie das ausgesprochene Bild der Attonität mittleren
Grades dar. Regungslos mit etwas gesenktem Kopf, in die Weite starrendem
Blick, spricht kein Wort und sonst fast ohne Reaction auf Sensibilitäts- und
psychische Eindrücke. Erst wenn man fort geht, blickt sie unvermerkt nach.
Nahrungsverweigerung. Innerhalb eines Monats hat sie nur einmal eine
längere Mittheilung gemacht und einmal auf die Frage, ob ihr etwas besser
sei: „Es ist" — einmal „in Tilsit" geantwortet. Im Laufe eines weiteren
Monats bekam sie mehr Leben, verschlechterte sich dann aber wieder, indem
sie viel von Hallucinationen verschiedener Sinne molestirt wurde. Im Juli
konnte sie wesentlich gebessert entlassen werden.

9. Fall.

Wilhelmine R. (Nachrichten durch Kreisphysicus Dr. Maletius). 21 Jahr.
Dienstmädchen. Von normalen körperlichen und geistigen Verhältnissen, musste
in ihrem Dienste mit einem epileptischen Dienstmädchen zusammenschlafen,
verliess den Dienst ohne ihrer Herrschaft etwas zu sagen, und kam zu ihrer
Mutter im Zustande der Melancholia attonita an. Sie sass still auf einer
Stelle, war zu keiner Arbeit zu bewegen und musste auch zum Essen genöthigt werden. Sie sprach meist gar nichts, nur auf vieles Fragen antwortete sie einmal, dass der Teufel sie bald zerreissen würde. Wenn sie
anhaltend zum Arbeiten aufgefordert wird, wiederholt sie die Worte und fängt
dann an zu schimpfen. Dem Arzte antwortete sie auf alle Fragen: „Ich weiss
nicht" und, sie werde arbeiten und einnehmen. März 1861 in die Anstalt aufgenommen, bietet sie das Bild der Attonität mittleren Grades bei völliger
Schweigsamkeit dar. 4 Monate reagirte sie psychisch nur durch Lächeln.
Dann besserte sie sich schnell, so dass sie am Ende des 5. Monats genesen
entlassen werden konnte.

Die Voranstellung der mitgetheilten Krankheitsfälle wird hinziehen
zu dem Nachweise, dass der bisher als Melancholia attonita bezeichnete
Krankheitszustand nicht an sich als eine besondere Krankheitsform
angesehen werden kann, dass derselbe vielmehr nur als eine vorüher-
gehende Theilerscheinung oder als ein Stadium im Anschluss an mannig-
fache und bedeutsame andere Zustände beobachtet wird. Als solche haben
wir in den meisten Fällen im Anfange des Verlaufs einen echt melancholischen und als solchen leicht nachweislichen Zustand kennen gelernt, und in einer Reihe von Fällen gehen dem Auftreten der Attonität entschieden maniakalische Zustände voraus und zwar nicht nur
jene mehr oder weniger als blosse Verzweiflungsausbrüche zu bezeichnenden Raptus melancholici, sondern auch wirkliche, als echte Manie
anzusehende Steigerungen der gesammten Seelenfunctionen, selbst mit
dem Charakter des erhöhten Selbstbewusstseins. Während so also der
Zustand von Attonität aus anderen Formen von Zuständen hervorgeht,

geht er andererseits bei hinreichend langer Dauer in einen solchen Grad von Passivität, Apathie und Geistesschwäche über, dass auch dann von einer irgendwie melancholischen Gemüthsstimmung nicht im geringsten mehr die Rede sein kann, und dieser Endzustand nur als eine wahre Demenz bezeichnet werden muss (Terminaldemenz). Wir sehen aber ferner, dass ein Element dieses complexen Zustandes der Attonität, nämlich die scheinbar apathische Veränderung in der Functionirung der Bewegungsorgane in einer grösseren Zahl von Fällen eine continuirliche Beziehung zu anderen Symptomen cerebralen Characters darbietet, ich meine zu jenen in der ersten Reihe von Fällen (1. bis 5. Fall), meist mehr im Anfange des Verlaufs auftretenden mannigfachen Krampfzuständen und ferner zu jenen im letzten Stadium häufig zu beobachtenden Sonderbarkeiten in der Haltung und functionellen Bewegung der Glieder (3. und 6. Fall). Auf den ersten Blick mögen diese Vorkommnisse sehr verschiedenartig erscheinen: die epileptiformen oder choreaartigen, die tonischen oder klonischen und die fuuctionellen Krämpfe, dann die mehr oder weniger vollständig entwickelte katalepsieartige wächserne Biegsamkeit, oder die unwillkürliche, oft sehr kraftvollen Widerstand leistende Anspannung der Glieder bei passiven Bewegungen (negative Willensbewegungen) und endlich die sonderbaren monotonen . Bewegungsmechanismen oder zwecklosen ArbeitsBewegungen oder halb contracturirten Gliederstellungen. (Bewegungsund Haltungs-Stereotypen). Wenn man aber sieht, wie diese Combinationen sich häufig wiederholen, und wie eine bestimmte Reihenfolge, wo die Combination überhaupt erscheint, in den verschiedenen Fällen immer wieder auftritt, so wird man den Schluss nicht abweisen können, dass alle diese Vorkommnisse im Wesentlichen aus einer einzigen Quelle stammen und nur Entwickelungsmodificationen einer und derselben Erscheinung sind. Aber selbst wenn wir die relative Gleichartigkeit dieser Phänomene innerhalb des Bewegungsapparates nicht statuiren wollen, so ist das reguläre und häufige Vorkommen derselben in Verbindung mit der unwillkürlichen Schweigsamkeit und innerhalb eines dem Verlaufe nach bestimmt zu verfolgenden Complexes von Krankheitserscheinungen wichtig genug, um es zur Grundlage einer klinisch zusammengehörigen Gruppe von Krankheitsfällen zu machen.

Wie in der allgemeinen progressiven Paralyse mit und ohne Grösseuwahn eine Alteration innerhalb des Bewegungsapparates das charakteristische Moment für die im Uebrigen eine recht grosse Mannigfaltigkeit der Symptome darbietende Krankheitsgruppe bildet, so auch hier in der neuen Krankheitsart. Dort bei der paralytischen Form zeigt

das Symptom der Lähmung sehr verschiedeue Grade und recht ver-
schicdene Formen, von denen in dem einzelnen Falle immer einzelne
fehlen können. Die Pupillen z. B. sind bald durch ihre grosse Enge
charakteristisch, bald durch ihre unter sich differente Weite, zuweilen
fehlt eine Veränderung der Iris ganz. Bald tritt eine Lähmung der
unteren Extremitäten zuerst auf, bald eine Lähmung der Zunge u. s. w.;
die Lähmung ist bald eine sehr leichte und unscheinbare, bald eine
sehr hochgradige und rapide, bald tritt sie zuerst nach einem apoplecti-
formen Anfalle auf, bald entwickelt sic sich ohne ihn ganz allmälig
u. dgl. m. In gleicher Weise sind bei der neuen Krankheitsart die
spastischen Symptome mannigfach und wechselnd, diesen Symptomen
wird man also eine ähnliche Bedeutung für die Aussonderung einer
Krankheitsgruppe zuerkennen dürfen als den paralytischen Symptomen
für die Gruppe der „paralytischen Seelenstörung." Von diesem Symptom
wird man daher auch am besten die Benennung der Krankheitsform
hernehmen, und da in jedem Falle eine Abänderung in dem Spannungs-
zustande der Musculatur oder vielmehr der betreffenden Nerven vor-
ausgesetzt werden darf, so möchte ich diese Krankheit das Span-
nungs-Irresein oder vesania katatonica (Katatonia) nennen,
ohne dass mit dieser Benennung über die Natur des Symptoms und
der Krankheit eine bestimmte Ansicht präsumirt werden soll.

In dem Folgenden werde ich nun die klinischen Ergebnisse über
die Krankheitsform nach meinen bisherigen Beobachtungen und unter
Berücksichtigung der bis jetzt vorhandenen Literatur in ihren Haupt-
zügen mittheilen. In literarischer Hinsicht bemerke ich, dass die Erfahrungen über diese Krankheitsform theils unter dem Titel „Melancholia
attonita", „Melancholia stupida", „Stupidité", „Melancolie avec stupeur",
„Abulie" und „Sprachlosigkeit", theils unter den Complicationen „Irresein complicirt mit Krämpfen und Katalepsie" theils in betreffenden
Kapiteln der allgemeinen Psychopathologie, wie „Sprachlosigkeit"
(Sprache), „Willens- und Muscelthätigkeit" mitgetheilt werden. Es ist
damit ganz ähnlich wie mit der Form des paralytischen Irreseins gegangen, die sich, trotzdem Jeder die eigene Art dieser Krankheitsfälle
erkannte, doch nicht in das Gefüge der psychischen Krankheitsformen
einreihen liess und die man deshalb bei den Complicationen mehr oder
weniger nebenbei behandelte.

ZWEITES KAPITEL.

Symptomatologie.

Betrachten wir zunächt das allgemeine psychische Gesammt-bild, welches die Katatonie darbietet, so ist schon bemerkt, dass in ihrem Verlaufe die Hauptarten der verschiedenen psychischen Zustands-formen sämmtlich vorkommen können, und zwar der Reihe nach For-men der Melancholie, der Manie, der Stupescenz (Attonität), der Ver-wirrtheit, des Blödsinns. Die Dauer des Vorhandenseins der einzelnen Zustandsformen kann sehr verschiedenartig sein und nicht selten wird auch ein mehrfacher Wechsel von Depressions- und Exaltations-Zu-ständen beobachtet. Hierüber an diesem Platze genaueres anzugeben, hat kein allgemeines Interesse, wenn man nur die Thatsache aufge-nommen und erkannt hat, dass ausser der Melancholie auch die Manie und die Verwirrtheit und der Blödsinn eine Zeit lang den allgemeinen psychischen Habitus dieser Krankheitsart bilden können, ebenso wie bei der paralytischen Seelenstörung, und dass daher die diagnostische Unterordnung derselben in jede dieser alten Classen statthaben könnte. Allerdings ist zuzugeben, dass melancholische Gemüthsverfassung und überhaupt depressive Seelenerscheinungen sowohl in der Reihe der Krankheitsfälle als in der Andauer bei dem einzelnen Fall vor dem Uebergang in den schliesslichen Blödsinn (Terminalblödsinn) vorwie-gend häufig zu beobachten sind. Wie häufig aber die Manie im Ver-laufe des Spannungs-Irreseins, auch auf anderen Beobachtungsstätten vorkommen muss, geht schon daraus hervor, dass bei den in der Literatur ausführlicher mitgetheilten Krankengeschichten öfters auch im Verlaufe dieser Fälle von Manie gesprochen wird. So z. B. bei Burrow (Com-mentaries 1828), Kelp (Correspondenzblatt für Psychiatrie 1864, S. 322),

Baillarger (Annales méd.-psych. 1853 p. 262) u. s. w. Ja Griesinger sagt in der zweiten Auflage seines Handbuches (1867, S. 254)
wörtlich: „Die Form der Melancholie mit Stumpfsinn entwickelt sich
„zuweilen" primär —; sie kommt aber auch zuweilen nach epileptischen
Anfällen, nach Tobsucht und im Wechsel mit solcher vor."

Da die Symptome der verschiedenen psychischen Zustandsbilder
selbstverständlich sehr verschieden sind, so ist es vor Beschreibung
der einzelnen Symptome erforderlich, erst über die Aneinanderreihung
der verschiedenen Zustände, d. h. über die Verlaufsweise Augaben zu
machen.

Wie man bei den somatischen Krankheiten solche, in denen der
Verlauf des Krankheitsproccsses einen gewissen Wechsel, und in diesem
Wechsel eine gewisse Regelmässigkeit und einen Ablauf zu einem
bestimmten Ende zeigt, als cyclische Krankheiten von denen unterscheidet, in welchen der Verlauf mehr gleichmässig und einfach bleibt,
so kann man auch auf psychischem Gebiete Krankheitsformen mit
wechselndem, cyclischem Verlaufe und solche mit gleichmässigem Verlaufe unterscheiden. Abgesehen von speciellen Einzelnheiten wird man
stets zwei Hauptphasen für jede Verlaufsweise der somatischen Krankheitsprocesse annehmen können und müssen: Die Phase oder die Periode
des Anfanges und Anwachsens des Krankheitsprocesses (stadium
crescendi, s. incrementi) und die Phase der Abnahme und Rückbildung
(stadium decrescendi, s. decrementi). Je nach der Mannigfaltigkeit der
Erscheinungen theilt man diese Hauptphasen dann noch in kleinere
Stadien ein: stadium prodromorum, st. evolutionis etc. Besonders nöthig
ist noch die Abtrennung des Stadiums der höchsten Entwickelung des
Krankheitsprocesses, das stadium akmes. Diese Hauptphasen werden
auch den psychischen Krankheitsprocessen nicht fehlen können, falls
sie überhaupt einen Wechsel in ihren Erscheinungen darbieten und es
ordnet sich gerade die häufigste Art des Vorkommens verschiedener
psychischer Zustände hinter einander bei einem und demselben Krankheitsfalle diesem Schema sogar sehr leicht unter. Die meisten Fälle
psychischer Erkrankung beginnen mit einer Gemüthsverstimmung, welche
an sich als Melancholie bezeichnet werden müsste und oft ganz un-
scheinbar beginnt, gehen dann zur Manie über, in welcher man die
höchsten Grade psychischer Alteration erkennt, bieten dann das Bild
der Verwirrtheit dar, in welchem mit dem Verschwinden der maniakalischen Reizungserscheinungen eine psychische Function nach der
anderen verblasst, und sie endigen mit dem Blödsinn, in welchem der
Krankheitsprocess selbst zur Ruhe gekommen ist und nur der Defect

der Seeleuorgaue in die Erscheinung tritt. So bildet also sehr be-
zeichnend die Melancholie das stadium evolutiouis, die Manie das
stadium akmes, die Verwirrtheit das stadium decrementi und der Blödsinn das stadium defecti. Während die somatischen Krankheiten in
kurzer Zeit meist in Tagen oder Wochen verlaufen, wo dann also auch
die Stadien nur eine sehr kurze Dauer haben können, verlaufen die
psychischen Krankheiten meist durch viel läugere, nach Mouaten und
selbst Jahren zu bemessende Zeiten. Dem entsprechend sind auch die
Stadien ihres Verlaufes von so langer Dauer, dass sie jedes für sich
die Aufmerksamkeit in Anspruch nehmen und dass man bis in die
neuere Zeit diese Formen der Stadien für eigene Krankheitsformen gehalten hat, obwohl man schon in ältesteu Zeiten wusste, dass sie häufig
in einauder übergehen. In neuerer Zeit hat diese Beobachtung der
Zusammengehörigkeit der psychischen Krankheitsformen zu der Idee
geführt, dass es keine eigentlichen psychischen Krankheitsformen gebe,
sondern nur Stadienformen, und diese Stadienformen unterschied man
je nachdem sie der aufsteigenden Entwickelung des Krankheitsprocesses
oder der absteigendeu Entwickelung desselben angehörten, in primäre
und secuudäre. Melancholie und Manie naunte man die vorzugsweise
primären, Verrücktheit, Verwirrtheit und Blödsinn die vorzugsweise
secundären Formen. Auf das Ungenügende dieser Auschauungsweise
näher einzugehen, ist hier uicht der Ort. Nur darauf kam es hier an,
die Thatsache des wechseluden Verlaufes und ihres häufigsteu Typus
in ihrer bisher üblichen Auffassung vorzuführen.*)

An dieses Schema lässt sich die Verlaufsweise der Katatonie schr
füglich anlehnen. Auch bei dieser Krankheitsform können wir in den
meisten Fällen als Anfang eine Gemüthsverstimmung constatiren, die
sich zuerst ganz motivirt zeigen kauu, so dass die Krankheit von der
Umgebung noch nicht erkannt wird. Dann aber erfüllt sie sich mit
einer Reihe von Abnormitäten des Fühlcns und Denkens, oder fällt
durch ihre Hartnäckigkeit auf und geht endlich in die anderen Zustände über. Meistens erst jetzt wird vom Publikum erkaunt, dass es
sich um eine Seelenstörung handele. Die einleitende melancholische
Gemüthsverstimmung bildet also correct das stadium evolutionis und
findet sich als solches iu den allermeistcu Krankheitsfällen. In einer
gewissen Zahl von Fällen schliesst sich dann an diese Initial-Melancholie ein entschieden maniakalischer Zustand von kurzer Dauer und

---

*) Ausführlicher habe ich mich über diesen Gegenstand in dem Schriftcben:
Die Gruppirung der psychischen Krankheiten, Danzig 1863, ausgesprochen.

erst dann tritt dasjenige Bild der Krankheit auf, welches zur Beneunnng Melancholia attonita Veranlassnng gegeben hat. Welcher Fall der häufigere ist, ob hänfiger die Attonitität unmittelbar im Anschlnss an die Initial-Melancholie zu beobachten ist, oder ob hänfiger dnrch ein Stadium der Manie getrennt, lässt sich vorläufig nicht entscheiden. Nach meinen eigenen Aufzeichnungen sind die Fälle, in welchen keine Spur von Manie zu beobachten gewesen ist, entschieden seltener als diejenigen Fälle, in welchen das Vorkommen von Manie, von Tobsucht, Raserei, Aufregung oder wie sonst die Bezeichnnng für diesen Zustand gewählt wird, auf der Grenze zwischen Melancholie und Attonitität uotirt ist. Bemerkenswerth ist die Thatsache, dass unter den Fällen, welchen das Stadium der maniakalischen Akme fehlt, mehrere sich befinden, die in früheren Jahren einen Aufall von sogenannter „Manie" überstanden haben. In ganz seltenen Fällen scheiut auch der gesammte Krankheitsverlauf sofort mit dem Bilde der Attonitität beginnen zu können, was dann meist nach sehr starken geistigen und körperlichen Insulten der Fall gewesen ist, wie nach einem sehr grossen Schreck oder, wie in cinem aus der Literatur entnommenen Falle, nach einem Erhängungsversuch.

Dieser nicht nur wegen seines acuten Verlaufs und der veranlassenden Ursache, sondern gauz besonders noch wegen seiner durchsichtigen Pathogenesis für die Katatonie höchst interessante Fall darf wohl ausführlich mitgetheilt werden und mag an dieser Stelle seinen Platz finden, weil er zugleich ein sehr übersichtliches, gewissermaassen concentrirtes Bild der katatonischen Symptomatologie darbietet.*)

10. Fall.

Ein 25jähriger kräftiger Gefangener erhängt sich; fast unmittelbar nach Abnahme des Körpers zeigen sich Lebensäusserungen, das Bewusstsein kehrt zurück; Patient giebt, anscheinend ganz rubig und vernünftig, die Geschichte seines Lebens und seine Motive (Lebensüberdruss) an. Am folgenden Tage ist er still und wortkarg, am dritten verstummt er. Stierer Blick, injicirte rollende Augen, Krämpfe der Schläfe-, der Kaumuskeln und der Augen, Greifen nach dem Kopfe, starres lebloses Gesicht wie eine Bildsäule. Kein sinnlicher Eindruck scbeint percipirt zu werden, nur sehr starker Schall be-

*) Entnommen ist der Fall aus Spielmann's Diagnostik (Seite 285), wo er nach Meding aus Siebenhaar's Magazin der Staatsarzneikunde Bd. 1 mitgetheilt wird. Aehnlich ist ein Fall von König in Nasse's Zeitschrift für Anthropologie 1826. Vergl. Albers, Memoranda der Psychiatrie S. 236.

wirkt leichte Zuckungen der Gesichtsmuskeln, er geht herum und isst, ohne
Empfinden oder Begehren auszudrücken. Nach 3 Wochen wird Patient in
eine Heilanstalt gebracht und nach einigen weiteren Wochen erwacht er. Er
erinnert sich vollkommen der Zeit und der Umstände, die dem Hängen vorangegangen waren, bis zum Eintritte der Bewusstlosigkeit und beschreibt den
lebhaften Kampf seiner Gefühle zwischen Entschluss und Ausführung und die
Empfindungen im Momente des Hängens, Sausen vor den Ohren und Funkeln
vor den Augen. Von diesem Augenblicke an ist alle Erinnerung seiner persönlichen Existenz bis zur Stunde seines Erwachens in der Heilanstalt verschwunden: auch die Wiederbelebung nach dem Hängen und der mehrstündige
Besitz des Bewusstseins war ihm ganz unbewusst.

Dieser Fall wurde, wie andere seitdem veröffentlichte ähnlicher
Art, bisher zur Demenz gestellt und als primärer Blödsinn (S p i e l-
m a n n) oder Dementia acuta (A l b e r s) von den übrigen Formen des
Blödsinns getrennt. Aber was ist damit gewonnen, wenn man Fälle
von verminderter oder aufgehobener psychischer Leistungsfähigkeit ohne
Rücksicht auf die Dauer und die causale Art derselben alle in eine
symptomatische Rumpelkammer wirft. Wie viel durchsichtiger wird
das Bild dieses Krankheitsfalles, wenn wir durch Anreihung an die
Katatonie seine flüchtig vorübergehenden Erscheinungen als Reprä-
sentanten lange dauernder bedeutsamer Zustände ähnlicher Krankheitsfälle ansehen dürfen, und wie wird die Pathogenie der Katatonie ihrer-
seits dadurch erhellt und bestätigt! Wir sehen nach einem Insult,
dem man fast die Bedeutung eines exacten Cerebral-Experimentes bei-
messen kann — einer vorübergehenden Halsvenen-Unterbindung ·—
zunächst ein kurzes Vorstadium ruhigen und scheinbar besonnenen
Verhaltens, dann eine ebenso kurz dauernde Phase der Gemüthsdepression, worauf unter anfänglicher Begleitung von Reizungs-Erschei-
nungen seitens der Muskelnerven und zwar vorzugsweise der oberen
Körperhälfte das vollendete Bild der Attonität erfolgt. Nach wenigen
Wochen erfolgt dann eine Reparation mit dem eigenthümlichen Symptom
einer Bewusstseins-Pause für die ganze Zeit des abnormen Zustandes.

Zuweilen tritt nach kurzer Dauer der Attonität wieder eine maniakalische Erregung auf, oder wieder ein Zustand von ausgesprochener
Melancholie, an welche dann unmittelbar Attonität oder die Manie
mit nachfolgender Attonität sich anschliesst, was man dann als ein
Recrudesciren des Krankheitsprocesses ansehen kann. Zuweilen auch
kommt während mehrerer Wochen oder Monate, welche im Ganzen
vorwiegend deutlich das Gepräge der Manie an sich tragen, die Attonität nur vorübergehend an einzelnen Tagen vor. In seltneren Fällen
wechselt die Attonität mit einem andern Zustande, der als secundäre

Verwirrtheit bezeichnet wird.   Endlich aber geht, wenn nicht Heilung
oder der Tod den Krankheitsverlauf bereits beendigt hat, der Zustand
der Attonität in eine solche apathische Stumpfheit und Geistes-
armuth über, dass man ihn als Blödsinn (Terminalblödsinn) bezeichnen
muss.

Neben den eben aufgeführten Mannigfaltigkeiten in der Verlaufsweise der zur Katatouie zu stellenden Krankheitsfälle sind nun noch
solche Fälle besonders aufzuführen, welche sich aus einem Zustande
nervöser Gereiztheit oder allgemeiner, vager körperlicher Beschwerden
heraus entwickeln, wo das Einleitungsstadium der Melancholie dann
entweder ganz fehlt oder ein hypochondrisches im Uebrigen aber nicht
geisteskrankes Gepräge zeigt.   Dann bildet den Anfang der Seelenstörung scheinbar sofort ein maniakalisches Stadium.   In den meisten
Fällen übertrifft die Attonität in der Länge ihrer Andauer alle übrigen
vorangegangenen Stadien.   Zum Theil ist dies freilich nur deshalb so
anzugeben, weil der Uebergang aus der Attonität in die Terminal-
Demenz gar nicht sicher zu bestimmen ist.   So mannigfach nun aber
auch hiernach die Entwickelungs- und Verlaufsweise zu sein scheint, so
ist es doch nicht schwierig, in allen Fällen das Cyklische des Gesammtverlaufes nachzuweisen; und bei der absoluten Unmöglichkeit, in den
Fällen mit mehreren Entwickelungsphasen von verschiedenen aufein-
anderfolgenden und ineinander übergehenden Krankheiten zu sprechen,
wird man eben in dem Cyklischen des Gesammtverlaufes den einheit-
lichen Charakter, und in den mannigfachen Verschiedenheiten mehr
individuelle und subordinirte Modificationen des Hauptschemas erkennen
müssen.   Die Krankheit beginnt in den überwiegend meisten Fällen
mit leichten unscheinbaren Symptomen, zeigt dann unter Vermehrung
und Intensitätssteigerung der einzelnen Anomalieen ein Ansteigen des
Krankheitsprocesses zu einer gewissen Höhe, und von einem gewissen
Zeitpunkte an nimmt die Intensität und Fülle der Krankheits-Erschei-
nungen wieder ab, bis sie zu der Monotonie und Unterschiedslosigkeit
der Demenz herabsinkt.   Während es selbstverständlich ist, dass in
diesem Cyklus mit 3 Hauptphasen die Melancholie die erste ansteigende
Entwickelungsstufe einnimmt, und die Manie die Akme bildet, könnte
es fraglich sein, welche Stelle die Attonität einzunehmen hat.   Dafür
ist als maassgebend anzunehmen einerseits, dass sich in manchen Fällen
aus dem Zustande der stummen Attonität noch ein Zustand sogenannter secundärer oder allgemeiner Verwirrtheit herausentwickelt,
bevor der volle Blödsinn zu Tage tritt, und andererseits, dass in den
Fällen mit maniakalischen Zuständen, diese sich enger an die Initial-

melancholie anschliessen und die Attonität von der Initialmelancholie
trennen. Hiernach wird man nicht anstehen können die Attonität
dem beginnenden stadium decrementi zuzurechnen, also den secundären
Formen anzureihen, aber andererseits auch von der Demenz, zu welcher
sie früher gestellt wurde, entschieden zu trennen.

Was nun die speciellen psychischen Symptome betrifft,
so ist über die der Initialmelancholie angehörigen Elemente nicht
viel Besonderes mitzutheilen. Dieselben sind als depressive Gemüths-
erscheinungen leicht zu erkennen und bieten gegenüber den Initial-
symptomen anderer Krankheitsformen nach den bisherigen Beobachtungen nichts charakteristisch verschiedenes dar. Freilich ist dieser
etwaigen Mangelhaftigkeit gegenüber zu bekennen, dass die Anfangssymptome bisher viel zu wenig beachtet worden sind, theils weil zuweilen die Krankheitssymptome aus ganz normalen Gemüthsstimmungen
hervorgehen, theils weil man im Anfange noch garnicht an eine Krankheit denkt und daher den einzelnen psychischen Regungen nicht die
nöthige Aufmerksamkeit schenkt. Den Specialärzten wird nur äusserst
selten Gelegenheit zur eigenen Beobachtung der ersten Entwickelung
von Seelenstörungen geboten. Meistens sind es Gram und Sorge und
überhaupt gegen sich selbst gewendete depressive Stimmungen und
Affecte, aus denen die Katatonie hervorgeht. Eine besonders grosse
Ziffer liefert Liebesgram und Selbstvorwürfe wegen heimlicher Ge-
schlechtssünden, was in der Aetiologie noch besonders berücksichtigt
werden wird. Nächstdem sind es Vermögenssorgen und verletzte
Ehre (Scham), welche den Inhalt der Anfangssymptome bilden. Nicht
selten sind auch Hypochondrie und die gegen die Aussenwelt gerichteten Stimmungen, Aerger, Empfindlichkeit, Gereiztheit zu beobachten
und ebenso sind auch alle übrigen melancholischen Symptome, Ver-
giftungsfurcht, Verfolgtseins-Wahn, religiöser Versündigungswahn etc.
oft vorhanden.

Eigenthümlicher sind die Charaktere, welche die Elemente der
Exaltation oder des maniakalischen Stadiums zusammensetzen.
Als Gesammtbild betrachtet stellen die Symptome dieses Stadiums entweder das Bild der agitirten Melancholie dar, oder das der heiteren
Aufregung, oder das des mehr fixirten Wahnsinns. Im ersten Falle
steigern sich die melancholischen Erscheinungen des ersten Stadiums
zu hohen Graden der Verzweiflung und zu allgemeiner körperlicher
Agitation, auf welchem Grunde dann weitere Störungen der Intelligenz
(wie Urtheilsdilirien, Bewusstseinsstörungen, Wahnideen, Hallucinationen)
oder Störungen der Bethätigung und des Willens (krankhafte Triebe

aller Art, Zerstörungs- und Gewaltacte) erwachsen. Der Wahnsinn
stellt sich sowohl mit gesteigertem Selbstbewusstsein als auch mit herabgesetztem dar, und nicht selten sind Ideenflucht, übermüthiges Wesen
und heitere Agitation vorhanden.

Die einzelnen Elemente des maniatischen Zustandes sind zum
Theil dieselben wie die des maniakalischen Stadinms anderer Krankheitsprocesse. Unter ihnen zeichnen sich aber einige durch ihr besonders häufiges und mehr andauerndes Vorkommen bei der Katatonie
aus und können daher auch für sich, wenn sie in einem bestimmten
Falle in grösserer Zahl nnd Andauer vorhanden siud, schon vor dem
Stadium der Attonität als diagnostisch nnterscheidende Merkmale benutzt werden. Als solches ist zunächst hervorzuheben etwas eigenthümlich Pathetisches im Benehmen der Kranken, ein Symptom,
das bald mehr als schauspielerhafte Exaltation bald mehr nls tragisch-
religiöse Ekstase erscheint und gewissermanssen die expansive Stimmungsfarbe bildet, in welcher bei vielen Katatonikern all ihr Sprechen,
Handeln und Gebahren gezeichnet ist. Bei Paralytikern ist mehr ein
egoistischer Stolz und Hochmuth als diese expansive Stimmungsfarbe
zu bemerken, bei der Vesania typica eine nllgemeine sensuelle Heiter-
keit, bei nndern maniakalischen Zuständen eine jocose Laune, eine
Lust am Närrischen u. s. w., wenn schon mit dieser Unterscheidung
von expnnsiven Stimmungsfarben nicht specifische, durchaus immer zu-
treffende Charaktere aufgestellt werden können. Diese für die Katatonie eigenthümliche pathetische Stimmung äussert sich bei manchen
Kranken in fortwähreudem Declamiren und Recitiren unter lebhaften
Gesticulationen und führt sie dann zuweilen geradezu auf die Absicht,
Schauspieler zu werden oder auf die Idee, Schnuspieler zu sein. Audere
Male wieder oder andere Kranke sprechen Trivialitäten in einem hoch-
geschraubten Ausdruck, als ob es sich um die höchsten Interessen der
Menschheit handelte; manche bringen in der That derartige Fragen
mitten in ihrer nichtigsten Zerstörungssucht und unreinlichsten Lebens-
weise in ernsthaftem Toue vor, oder es zeigt sich überhaupt eine der
speciellen Lebenslage nicht entsprechende Vorliebe über hochernste
Dinge zu sprechen, oder die Krauken wähnen, ohne sonst eigentlichen
Grössenwahn zu zeigen, dass die Oeffentlichkeit oder die Gesellschaft
an den kleinen Schicksnlen ihrer Persönlickkeit besonders interessirt
sei. Bei dem Kranken Benjamin L. (1. Beobachtuug) ist schon in der
Zeit vor der Aufuahme iu die Anstalt das Pathos beim Vorlesen notirt.
Die Krauke Adolphine M. (IV. Beob.) wird vorzugsweise als declamatorisch exaltirt geschildert und zeichnete sich auch in Zeiten, wo der

intellellectuelle Inhalt ibres Sprechens an sich nicht verkehrt war, durch
das viele Reden und fortwährendes Citiren von Versen u. dgl. m. aus.
Hier mögen noch ein Paar andere Fälle mitgetheilt werden.

II. Fall.

Paul M. (Nachricht durch Dr. Bötticher in B. mit Zusätzen zur Schilderung der subjectiven Zustände aus der Feder des Patienten). Sohn eines
Elementarlehrers, eines hypochondrisch-exaltirten Charakters, 24 Jahre alt,
besuchte das Gymnasium bis Unter-Secunda und wurde Kaufmann. Seit seinem
14. Jahre fröhnte er der Onanie. (1862) (20 J. alt) „nachdem die Sättigung
des unreinen Triebes 6 Jahre hindurch unaufhaltsam gewüthet hatte, von
keiner Menschenseele entdeckt, von den Eltern und den nächsten
Angehörigen nicht einmal geahnt, trat plötzlich die Katastrophe ein"
(Aufzeichnungen des Kranken!) Er wurde von Hallucinationen und Wahnvorstellungen geplagt (er sei „das Unglück", er sei „der Typhus" — er sah
die Jungfrau von Orleans, wie sie im Unterrock auf einem umgekehrten Luft-
ballon stand u. dgl. m.). Er selbst sagt: „ich verlor die Herrschaft über die
Geisteskräfte und wurde 5 Monate lang hei vollem Bewusstsein von den aller-
fürchterlichsten Zufällen heimgesucht." Er kam in die Charité, aus welcher
er nach 7 monatlichem Aufenthalt anscheinend genesen entlassen wurde. Er
gab sich nun wieder mit Lust seiner kaufmännischen Beschäftigung hin „aber
der Keim der Krankheit hatte wieder neue Wurzeln geschlagen, die heimliche
Befriedigung der Sinnenlust währte fort." 1865 „Endlich war die Geschlechts-
lust wenn auch nicht die Geschlechtskraft erschöpft, nachdem alle erdenkliche
Arten künstlicher Anregungen verbraucht waren, wobei die üppigsten Phantasie-
bilder der Einbildungskraft zu Hilfe kommen mussten." Nun traten spontane
Pollutionen auf. Patient hatte die Empfindung, als ob sein Gehirn in 1000
Stücke zerrissen würde und musste wegen seiner körperlichen Schwäche die
kaufmännische Beschäftigung aufgeben. Moralischer Katzenjammer. Tiefe
Melancholie. Neuer Aufenthalt in der Charité; nach 6 Monaten wenig gebessert entlassen. — Patient fühlt sich nicht fähig, wieder ins Geschäft zu
treten und konnte sich zu keiner ernstlichen Beschäftigung entschliessen, und
wegen dieser „Willenschwäche" wurde er von den Verwandten wieder der
Anstalt überwiesen. Aber trotz dieser „Unfähigkeit für jede ernstliche Beschäftigung stammt aus dieser Zeit seine grosse Abhandlung über die Onanie
in Verbindung mit seiner eigenen Krankheits- und Lebensgeschichte, welche
er auf die Aufforderung seines Arztes, die Hauptpunkte seines Lebens und
seiner Krankheit kurz zusammeuzustellen, mit vielem Fleiss aufgeschrieben
hatte und welche his auf den hochtrabenden Styl ganz vernünftig ist.

Januar 1867 aufgenommen. Ziemlich gross und kräftig gehaut, gut ge-
nährt aber sehr blass. Fällt die ersten Tage nur durch sein geheimnissvoll-
tragisches Wesen und die hartnäckige aber unmotivirbare Weigerung auf, an
die Luft zu gehen. Nach 5 Tagen auffälligere Verkehrtheiten in der Conver-
sation: „Ich bin eigentlich ein Schicksalsmensch." — Was heisst
das? — „Nun man hat mir Sachen verschwiegen, die eigentlich von Interesse
waren . . . . mein Vater ist ein Hypochonder, ein verschlossener Mensch ge-

wesen und meine Mutter war auch verschwiegeu." — Was wollen Sie damit in Bezug auf sich sagen? — „Man hat mir gesagt, ich sollte Schauspieler werden." — Wann hat man Ihnen das gesagt? — „Als Kiud" — „Ich habe eine gute Stimme." — Eine gute Stimme genügt doch noch nicht, um Schauspieler, cher noch um Sänger zu werden. — „Ich kann alles werden . . . Bildhauer . . . Maler" . . . . . „Ich bin heut Nachmittags aufgeregt gewesen, ich habe geweint. Ich kanu die Folgen des unglücklichen Triebes wohl noch überwinden und in eine andere Beschäftigung hineinleiten." — Er kommt nun auf die Onanie zu sprechen und nachdem ich bemerke, er könne völlig auf unsere Discretion rechnen, sagt er: „Ich kann also meine Bekenntnisse der Oeffentlichkeit übergeben." Unter Fortdauer dieses pathetisch verwirrten Zustandes gerieth er unter Hinzutreten und ganz allmäliger Steigerung körperlicher Agitation schon am nächsten Tage in vollständige Tobsucht, die ganz das Gepräge des Fieberdeliriums, d. h. der Agitation eines Bewusstlosen hatte und nach mehrstündiger Pause von kurzen Convulsiouen des ganzen .Körpers gefolgt wurde. Fiebererscheinungen waren im Uebrigen nicht dabei zu constatiren. Hieran schloss sich eine Periode von 5 Tagen, in welcher täglich zweimal Tobsuchtsanfälle auftraten von 2 bis 3 Stunden Dauer, deren erste Hälfte von allgemeinen Convulsiouen, abwechselnd tetanischem Starrwerden des ganzen Körpers und Zittern einzelner Glieder oder Muskeln begleitet war. Während dieser Krampfzustände schien der Kranke nicht eigentlich bewusstlos zu seiu, sondern delirirte fort und musste zuweilen von mehreren Personen gehalten werden. Demnächst erfolgte eine totale Erschlaffung und dann wildes, mehr wahnsinnig willkürliches Schlagen, Wirthschaften, Schreien und Sprechen. „Ich muss Blut sehen" ist in diesem Zustande öfters von ihm gehört worden und schien es auch, als ob entsprechende bösartige Bewegungen von ihm gemacht würden, Schlagen, Beissen; aber stets deutlich ohne wirkliche bösartige Absicht, ohne auf Jemand in der Nähe zuzuschlagen u. s. w. In der Zwischenzeit ist er stets bei Bewusstsein und ruhig, zuweilen etwas benommen, stets etwas confus. Die Frage, ob er das Herannahen des Anfalls merke, bejaht er und antwortet auf die weitere Frage, woran er es merke: „Ich denke an die Ewigkeit."

Nun folgte eine Periode von ca. 3 Monaten, in welcher Tobsucht und apathische Regungslosigkeit unregelmässig abwechselten. Krampfaufälle waren jetzt in der Tobsucht nicht mehr zu beobachten, die Tobsucht war eine sehr hochgradige zeitweise mit Wuthausbrüchen und Zerstörungssucht verbundene und zeichnete sich häufig durch lautes von Gesticulationen begleitetes Declamiren aus. Der Uebergang zur Apathie war ein ziemlich plötzlicher. Diese hatte anfangs völlig den Charakter der Attonitität: Der Kranke sprach und bewegte sich fast gar nicht, ass zuweilen einen Tag nicht, zeigte in seiner Körperhaltung auffallende Steifheit oder Verschränktheit, zuweilen auch einige Flexibilitas cerea und etwas verminderte Sensibilität. Zuweilen und je länger je mehr war er weniger apathisch, gab dann einige Auskunft, z. B.: er könne für seine Anfälle nicht, „es ist ein unmittelbarer Trieb, den ich mir gar nicht erklären kann." — „Es fehlt mir alle Willenskraft." Pathetische Ueberschwenglichkeit äusserte sich auch jetzt noch zuweilen in einzelnen Redensarten und Andeutungen, z. B.: „Wenn das Princip zerstört ist, dann lebt man umgekehrt" — „Ich stehe mit der Weltgeschichte in Verbindung" oder er

macht sich Gedanken „er wäre eine Grösse." Sehr hervortretend war in
dieser Zeit ein Trieb zu beabsichtigter Unreinlichkeit (er verrichtete z. B
seine Bedürfnisse hartnäckig neben dem Geschirr, er salbte seinen Kopf mi
Koth u. dgl. m.) was mit seinem sonstigen Verhalten in der ruhigen Zeit ganz
im Widerspruch stand. Zuweilen sass er wie schlafsüchtig da, ohne ein Wort
weder spontan noch auf Anfrage zu sprechen. Zuweilen wieder sprach er
fortwährend mit sich und mehr oder weniger laut. Zuweilen sah man ihn
eigenthümliche verschränkte und unbequeme Stellungen einnehmen, oder er
drehte sich mehrmals auf einem Fusse stehend um.

Nach dieser Periode trat plötzlich einmal für einige Tage völlige Klarheit und Besonnenheit ein, er konnte sich wieder mit Lectüre beschäftigen
und nahm an gymnastische Uebungen Theil. Nach einer solchen Uebung bei
grösserer Hitze klagte er über Kopfschmerz und gerieth in einen Zustand von
Schlaftrunkenheit mit Delirium. Nach Aufhören dieses Zwischenfalles blieb
er ruhig, zeigte sich aber bald mehr oder weniger confus und gab zu Zeiten
geheimnissvolle Andeutungen über seine Person, die sich schliesslich in der
Wahnidee äusserten — er sei ein unehliches Kind seines Vaters und dessen
leiblicher Schwester, es sei das ein grosses Geheimniss. Diese Gedanken, hob
er hervor, kämen nicht aus ihm, und wenn sie nicht wahr wären, so hätte
seine Geisteskrankheit eigentlich keinen Zweck gehabt. Er gab seine Visiten-
karte in einem Couvert für die betreffende Tante ab und meinte, wenn seine
Idee richtig sei, würde sie ihn schon verstehen und antworten. Zuweilen klagte
er über krampfartige Empfindungen, die von den Füssen anfangend nach dem
Leibe heraufsteigen. Zuweilen wollte er eine „tobsuchtähnliche Aufregung
fühlen" und müsse er dann im Zimmer auf und abgehen und laut für sich
sprechen. Diese Anfälle kamen dann öfters vor, der Kranke sprach laut unter
schauspielerartigen Gesticulationen, Stellungen und Bewegungen. Er wurde,
nachdem er sich einige Zeit anhaltend ruhiger gezeigt hatte, ungeheilt aus
der Anstalt herausgenommen.

Sehen wir von den übrigen sehr bemerkenswerthen Symptomen
dieses Falles ab, auf welche bei anderen Gelegenheiten zurückzukommen
ist, so bleibt sehr auffällig die eigenthümliche Selbstgefühls-Ueber-
schwenglichkeit, welche der Patient durch die ganze Zeit seiner Krankheit gezeigt hat, ohne dass ein eigentlicher Grössenwahn zu Grunde
lag. Er schreibt mit feierlichem Ernst eine Abhandlung über Onanie,
als er einige Lebensnotizen aufsetzen soll, und denkt dann daran,
seine Selbstbekenntnisse der Oeffentlichkeit zu übergeben. In der
Periode, in welcher er von Krampf- und Tobeanfällen zeitweise über-
fallen wird, scheint die subjective Ueberschwenglichkeit einen gewissen
höchsten Grad immer kurz vor dem Ausbruch des Anfalls zu erreichen,
„er denkt an die Ewigkeit" und merkt das Herannahen des Anfalles
daran. Zu seiner eigenen Angabe, dass er an gänzlicher Willenslosig-
keit leide, macht er den Zusatz: „Wenn das Princip zerstört ist, dann
lebt man umgekehrt." Einmal sagte er auf die Frage ob er noch

onanire: „Ich glaube das Ganze wird sich durch das Ganze auflösen."
Wie er früher von sich in der Abstraction sagte, er sei das Unglück,
der Typhus, so machte er sich später Gedanken darüber, „er sei eigent-
gentlich ein Schicksalsmensch" oder „er sei eine Grösse" — „es ver-
folge ihn ein grosses Geheimniss, das er aber Keinem mittheilen könne,
es sei zu schrecklich. Auch sein Vater sei damit verwickelt und er
sei mit der Weltgeschichte in Verbindung." Schliesslich entpuppt sich
das grosse Geheimniss als die Idee, er sei der Sohn seines Vaters und
dessen leiblicher Schwester. In den Zeiten, wo er weniger geheimniss-
voll schweigsam oder wortfaul war, liebte er es in schauspielerhafter
Weise declamatorisch mit sich zu sprechen oder Scenen aufzuführen
und diese pathetische Stimmung bringt ihn auf die Idee, man habe
ihm in der Kindheit gesagt, er solle Schauspieler werden — aber er
könne auch Maler oder Bildhauer werden. Wie anders die Gefühls-
Ueberschwenglichkeit des Grössenwahns bei allgemeiner progressiver
Paralyse, wo sich die Glückseligkeit in dem ganzen Benehmen ausspricht oder auf Einbildung wirklicher Grösse beruht.

12. Fall.

Ein anderer Fall betraf ebenfalls einen jungen Kaufmann, Julius T., der
wie der vorige nach frühzeitiger und lange fortgesetzter Onanie erkrankt war.
Nach einem entschieden melancholisch gefärbten Vorläuferstadium trat eine
Art religiösen Wahnsinns in partieller Umgrenzung der Bewusstseinstrübung
und mit expansiver Tobsucht verbunden auf, in welchem der Kranke zeitweise
in Extase gerieth, viel an Hallucinationen litt, welche er zeitweise als solche
erkannte und vielfach zu Zerstörungssucht und anderen Tobhandlungen geneigt war. In der Anstalt währte dieser Zustand von vagem religiösem Wahnsinn mit expansiver Tobsucht 3 Monate lang und zeichnete sich von Hause
aus durch das eigenthümlich Hohl-Pathetische, später durch das Schauspielerhafte in Reden und Benehmen aus. Beim Spazierengehen sagte er eine Zeit
hindurch immer leise und pathetisch vor sich hin: „Segne die dich segnen"
und fügte bei näherem Eingehen darauf hinzu: wenn er dabei mit dem rechten
Fuss antrete, dann wirke es gut. Vor der Photographie einer Landschaft
sitzend sagt er: „er studire die Geheimnisse der Gottheit." Ein ander Mal:
„es gehe ihm gut, wenn Gott in ihm ist" — Gott geht doch in mir, spricht
in mir u. s. w. — Einmal sprach er in hochpathetischem Ton folgende Worte:
„Gewiss Du hast's gesehen, bleib bei dem Ding nur stehn .... das Augenlicht, das Augenlicht (es wurde nach seinen Pupillen geradezu geblickt) augen-
blicklich muss es kommen .... Schlag doch auf das Buch (ein auf seinem
Tische liegendes Buch bemerkend). Wie war das Bild — mit blonden Locken
— nein, nicht blond — Ein Bild hab ich gesehen von Kahlbaum und es soll
bleiben Baulekam. Es ist ein Bild was ich hab gesehen und bei dem ich
bleibe stehen." — Auf die Frage, ob er Kopfschmerz habe, erwiderte er:

„Seelenkopfschmerz vielleicht." Als er im Garten im Selbstgespräch auf- und abgehend gefragt wurde, was und mit wem er spreche, antwortete er: „Mit dem Künstler der mich gemacht hat, mit meinem Gotte. In dem Journal findet sich sehr häufig die Notitz: declamirt im Schauspielerton — macht theatralische Positionen u. dgl.; einmal erzählte eine fremde Dame mit Bezug auf diesen Kranken, da müsse wol ein ehemaliger Schauspieler durch den Garten gegangen sein, der nach alter Gewohnheit seine Rolle memorirte. Zu Convulsionen oder sonstigen eigentlichen Krampfanfällen war es in diesem Falle nicht gekommen, bemerkenswerth war aber die Sucht nach eigenthümlichen verschränkten Stellungen, die in der zweiten Hälfte des Stadiums der Exaltation auftrat, oder die eigenthümliche Art in langen gleichmässig abgemessenen Schritten zu gehen und andere dergleichen Sonderbarkeiten in der willkürlichen Bewegungsweise. Zeitweise stand er wieder ganz starr auf einen Punkt blickend, wie in Extase aufgehend und kein Wort sprechend oder nur die Lippen bewegend. Zu einem eigentlichen Stadium oder auch nur anhaltend entwickelten Zustand der Attonitität kam es nicht. Der Zustand der expansiven Unruhe ging allmälig in dauernde Ruhe und grössere Besonnenheit über, in welcher der Kranke noch längere Zeit subjectiv von Störungen der Gedankenthätigkeit heimgesucht wurde, über welche er nun recht hübsch referiren konnte. So erzählte er, dass er noch jetzt die Neigung habe, aus den Falten des Bettuches u. s. w. Gesichter von bestimmten Personen zu bilden, oder es drängen sich ihm plötzlich Worte auf, die er gar nicht denke und denken wolle, z. B. „dummer Esel", oder ein ander Mal, „er habe seit mehreren Tagen einen unwillkürlichen Aerger und sei fortwährend gezwungen an ihm früher passirte ärgerliche Sachen zu denken. Ein ander Mal wieder hatte er die Empfindung des Stillstandes der Gedanken. Unter dem Einfluss geistiger und körperlicher Beschäftigung befestigte sich seine Ruhe und Besonnenheit immer mehr und konnte er nach 13monatlichem Aufenthalt in der Anstalt als psychisch gesund entlassen werden.

Von einem weiteren zur Katatonie gehörigen Falle führe ich nur an, dass er in der Zeit erkrankte, als er sich zum Behufe der Ausbildung zum Schauspieler nach Berlin begeben hatte, und war es nicht unwahrscheinlich, dass die Gemüths-Erkrankung schon länger gedauert hatte und dass die Idee Schauspieler zu werden, bereits eine krankhafte war.

Das Symptom des krankhaften Pathos glaube ich, wie bemerkt, als eine die maniakalische Exaltation begleitende Stimmungsfarbe betrachten zu müssen, es wäre also ein Symptom der krankhaften Gefühlsthätigkeit mit dem Charakter der Reizung.

Von Seiten der Intelligenz schliesst sich nun unmittelbar an dies Symptom aus der Gefühlssphäre die Sucht viel zu reden, namentlich laut zu lesen oder vorzulesen und zu declamiren an („Redesucht"), die bei der Katatonie im Stadium der Exaltation sehr prägnant vorkommt und sich meist sehr wohl unterscheidet von der Schrei- und

Unterhaltungssucht der Maniaci anderer Krankheitsformen. Beispiele hiefür geben schon die bei dem Symptom des Pathetischen augeführteu Fälle. Ganz besonders eigenthümlich ist aber eine sehr auffällige Modifieation der Redesucht, die wie es scheint nur der Katatonie eigen ist, während sich die Redesucht im Allgemeiuen auch noch bei anderen Krankheitsformen finden lässt, es besteht diese Modifieation in der häufigen Wiederholung einzeluer Worte und Sätze im Charakter der Rede. Im Stadium der Aeme fällt diese Erscheinung nicht so sehr auf, weil sie zur Noth durch die Bedeutung motivirt sein kann, welche der Kranke gerade dem betreffenden Inhalt seiner Worte verleihen will. Sehr sonderbar wird dies Symptom aber in dem weitereu Ver- laufe, wo es zur Wiederholung einzelner oft ganz bedeutungsloser Worte oder Laute führt.

So wird von dem Kranken Peter U. (7. Beobachtung) schon aus der Zeit vor seiner Aufnahme in die Anstalt, als das Herrschen von Illusionen deutlich den Beweis gab, dass der Krankheitsprocess sich noch in dem Höhenstadium befand, erwähnt, dass er häufig einzelne Worte wiederholt aussprach (z. B. „Hund, Hund, Hund . . " als er auf der Strasse einen Hund bellen gehört hatte). Und dies war der- selbe Kranke welcher, wie oben mitgetheilt, lange Zeit von dem Triebe beherrscht wurde, in ganz unsinniger Weise die Worte: „Schmorbraten essen ist meine Sach" einfach oder mit Sätzen wie „Gesang verschönt das Leben" combinirt zu wiederholen.

Der Kranke Julius G. (2. Beobachtung) wiederholte einzelne Worte religiösen Inhalts, wie Gott, Liebe, Hosiaunah u. dgl. mehr, bald laut schreieud, bald leise flüsternd. Zuweilen gehen bei diesen Redewieder- holuugen einzelne Worte in selbstgemachte Worte oder in blosse Laute über. Einen in dieser Beziehung sehr bemerkenswerthen Fall beob- achtete ich iu Allenberg.

13. Fall.

Matthes Albowski, Strafgefangener aus Wartenburg (Krankengeschichte vom Strafanstaltsarzt Dr. Richelot). Wurde wegen 6 schwerer Diebstähle und Meuterei zu 10½jähriger Zuchthausstrafe verurtheilt. In den ersten fünf Jahren seiner Haft zeigte sich bei ihm vorübergehend (während einiger Tage oder Wochen iu jedem Jahre eine Seelenstörung, die als Verrücktheit mit Vorwalten religiöser Ideen und Gefuhle und mit Hallucinationen bezeichnet werden kounte, während er in der Zwischenzeit als ein ordentlicher, fleissiger und vernünftiger Mensch geschildert wurde. Im 7. Jahre (1863) trat im Früh- jahre wieder ein vorübergehender Anfall auf und seit dem Sommer desselben Jahres verfiel er iu eine andauernde Seelenstörung mit gemeingefährlichem Charakter, so dass er der Provinzialanstalt überwiesen werden musste.

Wie in der Strafanstalt, so zeigte er auch hier ein eigenthümliches Ge-
misch von partiell-wahnsinniger Verrücktheit und allgemeiner Verwirrtheit,
von tobsüchtiger Aufregung und apathischer Geistesstarre. Bald schien der
eine, bald der andere Zustand vorzuherrschen, meist war keine dieser Zustandsformen recht rein und charakteristisch ausgeprägt und die an Attonität
grenzende Schweigsamkeit und Geistesstarre hielt immer nur kurze Zeit,
höchstens einige Tage lang an.

Dieser Kranke nun wurde sehr oft mit starrem Blick, in steifer Haltung,
die Arme gestreckt an die Hosen gelegt, in der Mitte des Corridors stehend
gefunden, wie er mit lauter Stimme fortwährend so zu sagen in die Luft hinein sprach. Häufig waren bloss Worte, wie „Vater unser“, „Amen, Amen“
u. dgl. in anhaltendem Geplapper zu hören. Oft hielt er gewissermaassen
ganze Reden im Predigerton, die häufig von den eben angeführten Worten
und ähnlichen unterbrochen wurden, und kaum einige Fragmente eines verständigen Inhalts documentirten. Dann kam es auch vor, dass er mit den
Armen gesticulirte oder religiöse Ceremonien oder andere Zeichen machte,
oder in die Luft schrieb. Zuweilen nahm er dabei ganz eigenthümliche sonderbare Stellungen anhaltend an, z. B. den Oberkörper unter rechtem Winkel
wagerecht nach vorn gebeugt und die Arme nach hinten ausgestreckt. Einmal konnte ich folgende Worte notiren: „Die ganz Pogazzersche kann nich
wissen, wie heiss ich, König von Preussen, Prinz von Preussen, Prinz von
Preussen, weiss ich och nich, Kugel och nich, auf Ewigkeit Amen. Nassapingli, nassapingli auf Ewigkeit Amen. Vater, Sohn und heiliger Geist, Vater,
Sohn und heiliger Geist auf Ewigkeit Amen, auf Ewigkeit Amen . . . . auf
Ewigkeit Amen . . . . ich schenk Dir nichts auf Ewigkeit Amen, nicht in die
Kirche, nicht in die Kirche auf Ewigkeit Amen . . . . . . auf Ewigkeit Amen
u. s. w.“

Dabei war indess dieser Kranke nicht etwa blödsinnig und gab
nur der vielleicht mehr individuellen Innervation seiner Sprachnerven
diesen unverständigen Ausdruck, sondern er war noch im Stadium der
maniakalischen Reizung, in welchem häufig Attonität mit maniakalischer Agitation abwechselte, und in Zeiten ruhigeren Verhaltens
namentlich wenn er von körperlichen Beschwerden heimgesucht war,
konnte er sich recht gut verständigen und vernünftig über seine Leiden
und Bedürfnisse sprechen. Sehr ähnlich wie diese Rede ist das oben
mitgetheilte Schriftstück der Kranken des dritten Falles. Sehr interessant für dieses Symptom ist auch der folgende bei dem nächsten
Symptom mitzutheilende Fall des Kranken Benno von T. Auch in
der Literatur findet sich dieses Symptom gelegentlich angeführt, und
zwar bei Fällen, welche der Katatonie angehören: (Kelp, Corresp.-Bl.
1863, S. 357 und Kelp, Corresp.-Bl. 1864 S. 322) „Der Kranke sah
heruntergekommen aus; spricht hochdeutsch mit Pathos aber unverständlich. . . . S. 323: Der Kranke spricht viel von einer Jüdin,
die er erschossen habe, wiederholt die Worte: „Schuss, Nuss, Nuss,

Stuss." Drängt sich schon in den gewöhnlichen Fallen, wo Kranke
unaufhaltsam sprechen, der Vergleich als sehr naheliegend auf, dass
das Vielsprechen ein Erfolg eines Krampfes der Sprach-Nerven, oder
vielmehr eines cerebralen Centrums der Sprechorgane sei, so kann es
für die eben beschriebene, in einer grösseren Zahl von Fällen so exquisit
entwickelte Erscheinung kaum zweifelhaft sein, dass es sich bei ihr
wirklich um eine Art coordinirten Krampfes innerhalb der centralen
Sprach-Nerven-Bahnen handelt, um so mehr, als in den übrigen motorischen Organen so häufig bei dieser selben Krankheitsform Krampfzustände beobachtet werden. Es möchte sich vielleicht empfehlen für
dies exquisite, und soviel ich aus meinen bisherigen Beobachtungen
schliessen kann, nur der Katatonie zugehörige Symptom eine geeignete
Bezeichnung zu haben. Ich schlage das Wort Verbigeration vor.

Verbigeration ist also eine psychopathische Erscheinung, bei welcher
der Kranke bedeutungs- oder zusammenhangslose Worte und Sätze im schein-
baren Charakter einer Rede in Wiederholung vor sich ausspricht. Die Worte
sind entweder dem alltäglichen Leben und einer zufälligen Veranlassung entnommen, oder auch einem besonderen Gebiete menschlichen Interesses
namentlich oft der religiösen Sphäre. Zuweilen sind sie ganz willkürlich, aber
nach dem Charakter irgend einer Sprache gebildet und auch solche werden
häufig wiederholt. Der scheinbare Charakter einer Rede, d. h. eines Sprechens
zu Andern, eines Sprechens zu einem bestimmten Zwecke, oder aus einer bestimmten Stimmung heraus, geht sowohl aus dem Inhalte einzelner Theile des
Gesprochenen hervor, als aus dem Eifer, welchen der Sprechende dabei in
Mienen und ganzem Verhalten zeigt. Nichts destoweniger sieht man die Betreffenden häufig dieselben Wortreden halten, ohne dass Jemand dabei ist,
und wenn Jemand zugegen ist, richten sie sich in keiner Weise nach dem
Eindruck, den ihre Worte auf den Zuhörer machen, lassen sich auch meist
durch Zwischenreden nicht unterbrechen. In einiger Beziehung hat dies
Symptom Aehnlichkeit mit den Vorgängen beim Memoriren eines Redestückes,
wobei auch einzelne Sätze und Fragmente, oder selbst bloss einzelne Worte
häufiger wiederholt werden, so dass ein zufällig ein solch lautes Memoriren
Zuhörender unter Umständen ebenfalls den verständigen Inhalt und Zusammenhang aus den gehörten Worten nicht würde heraushören können. Von der
Faselei und Plappersucht eines Verwirrten und Schwachsinnigen ist die Verbigeration sehr wohl zu unterscheiden wegen des trivialen Inhaltes jener
Symptome, wenn schon der Inhalt der letzteren auch nicht gerade bedeutungs-
voll zu sein braucht. Ebenso ist sie aber auch von dem Symptom der einfachen Redesucht zu unterscheiden, welche den durchaus inhaltsvollen und
aus der Stimmung des Kranken zu verstehenden Inhalt für sich hat. Die sogenannte Ideenflucht, die ebenfalls mit der Verbigeration verglichen werden
kann, unterscheidet sich von ihr durch den fortschreitenden Charakter des
Inhalts des Gesprochenen, abgesehen von den übrigen Zügen, welche der
Kranke in dem betreffenden Momente darbietet. Die Confabulation ist durch
den phantastisch-productiven Inhalt von der Verbigeration verschieden. Zu-

weilen kann die Verbigeration im Fortschritt des Krankheitsprocesses auch in eins der andern eben angeführten Symptome übergehen.

Das eben angeführte Symptom ist um so auffälliger und sonderbarer, als bei derselben Krankheitsform und in denselben Krankheitsfällen eine Erscheinung vorkommt, welche das gerade Gegentheil von jenem zu sein scheint, ich meine jene schon bisher bekannte und vielfach besprochene Schweigsamkeit, das Hauptsymptom des Zustandes der Attonität. Die Schweigsamkeit (Mutacisme der Franzosen) ist entweder eine vollständige, absolute, oder nur eine relative, partielle und intermittirende. Die niedrigsten Grade dieser Erscheinung bestehen darin, dass der Kranke sehr leise, kaum vernehmbar spricht, oft nur die Lippen bewegt, oder er spricht nur wenige kurze Worte als Antwort auf eindringliches Fragen, aber nie von selbst, und lässt die meisten Fragen unbeantwortet, und sucht die Antworten durch einfache Gesticulationszeichen zu umgehen. In den höchsten Graden besteht aber eben absolute Schweigsamkeit, oft Monate, ja sogar Jahre lang. Der Kranke ist dann meist durch nichts, selbst durch die peinlichsten Schmerzen, zum Sprechen zu bewegen. Hier mag die Krankheitsgeschichte eines Katatonikers Platz finden, welcher, nachdem er schon circa 2 Jahre lang mit Unterbrechungen geschwiegen hatte, dann über 5 Jahre lang hartnäckig vollendete Schweigsamkeit zeigte, und erst auf die Anwendung des Galvanismus wieder zu sprechen begann. —

14. Fall.

Benno von T. (durch Geheimrath Professor Dr. Frerichs und Dr. Westphal vor der Aufnahme in die Görlitzer Anstalt behandelt) 22 Jahre alt, erkrankte Ende 1862 an Verfolgungswahn, der sehr bald zu grosser Apathie führte. In der Anstalt bot er nach dem von Dr. Reimer, Dr. Pelmann und Dr. Schäfer geführten Krankenjournal Anfangs das Bild einer agitirten Melancholie mit Hallucinationen und Angstgefühlen dar. Dabei findet sich schon gleich im Anfange die Notiz, er wiederhole oft dieselben Worte, wie z. B. „Seien Sie menschlich . .“ oder „Lassen Sie mich nur ein Wort mit meiner Mutter sprechen . . .“, oder beide Sätze hintereinander in häufiger Wiederholung, oder „Wo ist meine Mutter?“, oder „Lassen sie mich abreisen.“ — Während er in den ersten Monaten von depressiven Stimmungen und Affecten ganz beherrscht war, gegen alle Aufforderungen sich bis zu activem Widerstande negativ verhielt, zeigte er sich später zeitweise für Unterhaltung zugänglich und trieb selbst auf eigenen Wunsch nicht ohne Erfolg Englisch und Lateinisch. Aber schon seit dem zweiten Monat seines Aufenthalts in der Anstalt kam vorübergehend hartnäckige Schweigsamkeit mit Apathie vor. In ganz unregelmässigen Perioden wechselte der Zustand der stummen Regungslosigkeit und der mehr oder weniger gereizten melancholischen Agitation. Die Periode des Schweigens begann damit, dass er keine Frage beantwortete, sondern nur seine monotonen Sätze wiederholte, wie z. B.: „Lassen Sie mich abreisen, oder, Seien Sie menschlich“, oder höchstens auf die Frage, wie es ihm gehe, hartnäckig bloss das Wort „Traurig“ vorbrachte. Zuweilen deutete er noch durch Zeichen irgend etwas an, oder stiess unartikulirte Laute aus. Dann aber schwieg er tagelang vollständig, selbst bei Besuchen seiner Mutter, oder anderer Personen, die er selbst vorher herbeigewünscht hatte Ein Mal wurde er in der Schweigeperiode am Tage schlafend getroffen, und nun vom Arzte erweckt, sprach er einige Worte, verstummte aber sogleich. In der Schweigeperiode hatte er lange Zeit die Manier, die Lippen hervorzuschieben, und „convulsivisch“ (Dr. Reimer) auf einander zu pressen, oder später eine Hand fest in den Mund zu pressen. Zuweilen brachte er erst dann die Hand an den Mund, wenn man ihn anredete. Manchmal schien es, als wollte er antworten, aber als käme er nicht dazu.

In der Periode der melancholischen Agitation mochte er nicht allein sein, zeigte ein ängstliches Wesen, war gegen die Aerzte und andere Personen von einer kriechenden Höflichkeit, küsste ihnen z. B. stets mit einer gewissen Hartnäckigkeit Hände und Rock, oder selbst die Füsse, nur einmal zeigte er eine grössere Ungezogenheit. Bei Schmerzen von intercurrenten, leichten Affectionen war er sehr kleinmütig. Er klagte sehr häufig über Kopfschmerz und bezeichnete ihn dann meist als unerträglich heftig. Einmal erzählte er, er habe viel an Kopfschmerz gelitten, als wenn Jemand mit einer Nadel hineinsteche, oder als wenn ein Wurm hineinbohre. Auch jetzt noch leide er viel daran, aber weniger; als früher. Ein paar Tage nachher klagte er, wenn er den Kopf vornüber neige, habe er Schmerzen im Kreuz. Spricht dann von einer geheimen Maschine, einer electrischen oder einer anderen, die jene Beschwerde verursache. Diese Einwirkungen der geheimen Maschine spielten dann lange eine bedeutende Rolle in seinen Vorstellungen. Er fühle diese, Einwirkungen am stärksten, wenn er im Zimmer sitze, weniger wenn er liege und noch weniger, wenn er draussen sei. Dann erzählte er, er fühle ganz deutlich, wie ein Blutegel, oder Wurm an seinem Gehirn nage. Zwei Monate später klagte er den Arzt an, er habe ihm einen Blutegel ins Gehirn gesetzt, oder einen Trepan vermittelst seiner electrischen Maschine. Eine Vorfolgtseinsidee hatte er schon gleich im Anfange mit der Versetzung in die Anstalt in Verbindung gebracht. Seine Mutter wollte ihn seines Gutes berauben, die Aerzte steckten mit in dem gegen ihn gesponnenen Complot. Einmal zeigte er Narben an seinem Schenkel (von Furunceln), die seien die Zeichen seiner Verfolgung. Sehr bald stellten sich Hallucinationen verschiedener Sinne ein. Er glaubte im Essen allerlei fremdartige Beimischungen wahrzunehmen, nahm stinkende Gerüche wahr, und wiederholt findet sich der Verdacht notirt, dass er Gehörs-Hallucinationen haben müsse.

Neben dem Wechsel der Schweige- und der Agitationsperiode ging ein Wechsel zwischen einem sehr hartnäckigen negativen widerspenstigen Verhalten und einer vollen Willigkeit. In jenem negativen Verhalten, was übrigens der Zeitdauer nach bei Weitem überwog, wollte er nicht Arznei nehmen, nicht das Zimmer verlassen, sich nicht Pantoffeln anmessen lassen, nicht an seine Mutter schreiben, nicht essen u. s. w. und gehorchte nur dem Zwange, während er zu anderen Zeiten zu Allem willig war. Auf der einen Seite grenzte diese Willigkeit an normales Verhalten, wo er sich dann sehr gut unterhalten konnte, englisch trieh u. s. w., auf der anderen Seite an willenlose Apathie. Wie schon von Anfang das Wiederholen einzelner Worte und Sätze auffallend war, so kam schon sehr frühzeitig eine Vorliebe für verschränkte Stellungen oder Haltungen der Glieder zur Beobachtung. Die eigenthümliche krampfhafte Vorstreckung der aufeinander gepressten Lippen („Schnauzkrampf"), die mit der Pressung der Hand vor den Mund abwechselte, ist schon erwähnt. Eine Zeit lang hielt er sich die Ohren zu. Dann wieder wälzte er sich auf der Erde umher, oder er sass auf dem Boden, die Hände wie zur Abwehr ausgestreckt. Manchmal zitterte er am ganzen Körper heftig und verzog das Gesicht zu den entsetzlichsten Grimassen, während er nur zuweilen auch dabei über Schmerz klagte. Später grimassirte er, ohne dass aus seinem sonstigen Verhalten das Vorhandensein des geringsten Schmerzes zu schliessen war. Oft kniete er nieder im Freien, oder vor irgend einem Menschen, zu dem er gar keine Beziehung hatte, und hielt sich dabei die Ohren oder den Mund zu. Dabei hatte er auch allerhand Eigenthümlichkeiten hinsichtlich seiner Bekleidung und sonstigen Aufführung, und bei all diesen Eigenheiten war die Hartnäckigkeit der Wiederholung sehr auffallend. So küsste er auch, z. B. den Aerzten, häufig in hartnäckiger Wiederholung die Hände.

Bei allem Wechsel und trotz der vielen Sonderbarkeiten war in den ersten Jahren der melancholische Charakter, d. h. das Vorherrschen depressiver Gemüthsstimmung und die Möglichkeit, das ganze Verhalten aus einer solchen zu erklären, deutlich zu erkennen. Allmälig traten einzelne Züge auf, die zu diesem Bilde nicht gehörten, wie z. B. ein unmotivirtes Lachen, das sich je später, je mehr wiederholte, und schliesslich nehmen die sonderbaren Bewegungs- und Gesticulationsmanieren, die anfangs noch verständig motivirt werden konnten, einen deutlich verrückten Charakter an, ähnlich wie die Wortwiederholung anfangs noch motivirt gedacht werden konnte, später aber als eine unwillkürliche Manier gedacht werden musste. Der Kranke ging offenbar aus dem Zustande der Melancholie über zu einem Zustande von Verwirrtheit mit dem Charakter beginnenden Schwachsinnes. Dieser Uebergang mag etwa mit dem Ende des zweiten Jahres vollendet gewesen sein. Seitdem war er vollständig verstummt. Anfang December 1864 heisst es im Journal: Lacht oft unmotivirt, grimassirt viel, allerlei Tics, steckt sich bald in seinen Bettüberzug, statt sich darunter zu legen, bald liegt er mit dem Kopfe am Fussende des Bettes, bald weicht er bei der Visite scheu zurück, bald freundlich lächelnd, aber unverändert stumm." Von melancholischen Zügen ist nichts mehr aufgezeichnet. Dafür nehmen die Bewegungs- und Gesticulations- und mimischen Manieren, die vordem nur vorübergehend beobachtet wurden, eine grosse Hartnäckigkeit an und im Uebrigen hatte sein Verhalten etwas starres und negativ gespanntes (Er setzte jeder passiven Bewegung grossen Widerstand entgegen, während er im Uebrigen apathisch war). Seine Schweigsamkeit war akustisch dauernd eine totale. Allmälig aber fing er an, auf an ihn gerichtete Fragen und Erzählungen erst mimisch und dann pantomimisch zu reagiren und endlich nahm er das Lexicon, Zeitungen oder Bücher zu Hülfe, um durch Zeigen von Worten bestimmte zusammenhängende Mittheilungen zu machen. Auffallend war jetzt wieder die Häufigkeit der Wiederholung einzelner Worte, wie „verbrecherisch ",

„schwarze Kunst", „Lärm", „Diplomatie", „Frevel." — Einmal zeigte er hintereinander die Worte „Wärter", „Zucker", „Arznei", „als", und nickte freudig
bei der 'Deutung: „der Wärter gebe ihm Zucker als Arznei." Endlich im
letzten Frühjahr (1870) wurde der Versuch gemacht, ihn durch den psychischen Eindruck des Galvanisirens zum Sprechen zu bewegen. Es wurde ihm
der Inductionsapparat gezeigt und ihm bedeutet, wenn die Rheophoren auf
seinen Körper gehalten werden würden, würde eine strömende Empfindung
durch seinen Körper geben und die werde auch seine Sprachnerven berühren
und ihn wieder zum Sprechen befähigen, entweder sogleich, oder allmälig.
Es wurden ihm nun an einem Vormittage die Electroden auf die Ober- und
Unterarmmuskeln des rechten Armes gesetzt, und der Strom allmälig so stark
gemacht, dass die Muskeln sich stark contrahirten und das Gesicht sich
schmerzhaft verzog. Er hielt standthaft aus und äusserte ein gewisses Be-
friedigungsgefühl und an demselben Tage redete er den Arzt bei der Nach-
mittagsvisite spontan an. Es wurde das Galvanisiren noch einige Zeit fortgesetzt, und jedes Mal kam er mit sichtlicher grosser Freude zu den Sitzungen
und übte sein wiedergewonnenes Sprachvermögen mit sichtlicher Befriedigung.
Seitdem hat er die Sprache nicht mehr verloren, wenn schon das Symptom
des unmotivirten Schweigens und Sprechens in Gesticulationen, oder gezeigten
Worten auch jetzt noch öfters vorkam.

Anfangs schien es, als ob mit der Sprache sich auch wieder mehr Geistes-
fülle einfinden wollte. Ausser einigen abgebrochenen Reden, wie z. B. der
wiederholten Anrede „Abfahren nach Löbau", brachte er mehrere Male auch
eine ganz leidliche Unterhaltung über Personen und Gegenden, die er gesehen, zu Stande, wobei er freilich das Symptom des getriebenen Abschweifens
vom Thema nach dem passiven Motiv der Aehnlichkeit sehr eclatant erkennen
liess; z. B. „Ich bin in Genf gewesen, da sind Berge bei Genf." — Waren
Sie auch in Lausanne? — „Ja auch in Ouchy." — „Waren Sie (er den Arzt
fragend) in Berlin?" Ja — „da ist Frerichs — Westphal — Skanzoni in
Heidelberg — Gräfe — ist ein berühmter Arzt." Dann richtete er seine Aufmerksamkeit ganz besonders gern auf diplomatische Namen und mit fast
papageiartiger Monotonie brachte er täglich dieselben Fragen ohne alle Veranlassung vor, mochten sie ihm beantwortet werden, oder schon wiederholt
beantwortet sein, oder nicht, z. B. „Kennen Sie Fürst Gortschakoff?", oder
„Wo ist Bismark?", oder: „Können Sie mir etwas von Diplomatie erzählen?
Können Sie mir etwas von Bismark erzählen? Können Sie mir etwas von
Thouvenel erzählen u. s. w." Einmal liess er folgende ganz im Charakter
der angehenden Ideenflucht klingende Rede hören; „Ich habe einen Brief
über Cavour geschrieben, Graf Bismark ist Minister geworden, Fürst Gortschakoff ist Minister der äusseren Angelegenheiten des Kaisers von Russland.
Sind sie in Löbau gewesen? Haben Sie von Thouvenel gehört? Ich bin
Katholik, der junge Erzherzog in Wien ist auch Katholik." — Er sprach
nicht gerade sehr schnell, aber gewissermassen Alles in einem Atbem. Nie
liess er sich durch Antworten, oder Zwischenfragen aus dem Text bringen.
Es ist, wenn auch die Sätze zuweilen etwas anders erscheinen, immer der-
selbe Inhalt, dieselbe Worte, dieselbe Redeweise, und er hat die frappanteste
Aehnlichkeit mit einer Sprechmaschine, oder Sprachuhr, bei der man einige
Worte und Satzformen vorgebildet hat, die stets aufgezogen ist und durch

die Lufterschütterung bei der Annäherung eines Menschen für einige Touren in Gang gebracht wind.

Ueberblicken wir den Fall, so sehen wir auch hier ein Entwicklungs- stadium von Initial-Melancholie, auf welches eine Periode mit häufig wechselnden Zuständen von Attonität, leichter Erregtheit und Agitation, wahnsinniger Verwirrtheit und melancholischer Depression folgte, die schliesslich in eine an Terminaldemenz grenzende Geistesschwäche mit Resten der bisherigen Zustände überging. Von Krampfanfällen im Anfange der Entstehung ist nichts berichtet. Später aber sind die verschränkten Stellungen und Haltungen und die krampfartigen Be- wegungen sehr hervortretend. Ausserdem sind sehr bemerkenswerth die Symptome der Verbigeration und des Negirens und schliesslich die exquisit lange Dauer des Mutacismus. Sehr interessant ist hin- sichtlich dieser letzteren, wie der Kranke gegen seinen Willen ge- nöthigt gewesen zu sein scheint, wie er mit sichtlicher Freude sich zuerst durch Gesticulationen und gezeigte Wörter verständlich zu machen suchte und wie er endlich mit höchster Befriedigung die schmerzhaften Manipulationen zulässt, die ihm seine Sprechmöglichkeit wiedergeben sollen.

In manchen Fällen haben die aus dem Zustande der schweigenden Attonität gewissermaassen erwachten Kranken angegeben, sie hätten deshalb nicht gesprochen, weil ihnen durch eine Stimme (eine „innere", oder eine ihnen laut vernehmbare, also hallucinirte) befohlen worden, nicht zu sprechen; während in anderen Fällen die Kranken über den Mangel jedes Gedankens und über die Unfähigkeit, aufzumerken, geklagt haben. In noch anderen Fällen wussten sie gar keine darauf bezüg- liche Angabe zu machen. Nach der ersten Angabe könnte man das Schweigen als etwas Willkürliches ansehen, während für die anderen Fälle man an eine Art Lähmung innerhalb der Sprach-Nerven-Bahnen denken könnte. Aber es ist die Auffassung auch zulässig, dass es sich in beiden Fällen um einen krampfartigen Zustand handelt, welcher secundär durch Reflex auf die Bahn des Akusticus jene censensuellen Hallucinationen erregt, und bei dieser Auffassung liessen sich dann die beiden Symptome, sowohl das der Redesucht, als das der Schweig- samkeit auf dieselbe Innervations-Alteration zurückführen. Die Rede- sucht und Verbigeration wäre dann dem klonischen, die Schweigsam- keit dem tonischen Krampfe zu vergleichen.

Die bisherigen, besonders hervorgehobenen Symptome gehören der Gruppe der formalen Störungen an. Aus dieser Gruppe ist noch des Symptoms der sogenannten Ideenflucht zu erwähnen, das in dem

Stadium der Manie bei der Katatonie in nicht wesentlich anderer Entwicklung vorkommt, wie bei der Manie der übrigen psychischen
Krankheitsformen. Ferner die symptomatische Eigenthümlichkeit häufig
und mit Vorliebe Diminutive anzuwenden. Abgesehen von andern
hier nicht mitgetheilten Fällen verweise ich für das Vorkommen dieses
Symptoms auf die bei dem Kapitel Prognose mitgetheilte Krankengeschichte des Siegmund X., bei welchem es sehr prägnant entwickelt war,
und führe von einem andern an Katatonie leidenden Kranken (15. Fall
Siegmung S.) welcher zuerst eine Zeit lang mittheilte, dass er sich so
klein vorkomme, nachstehende, häufig wiederholt zu vernehmende Rede-
weisen an: 21. December 72: „Ich habe solche kleine Händchen und
Füsschen." — „Herr Doctor Sie sind so kleinchen." 5. Januar 73:
„Ach, ich bin so kleinchen und in 2 Minutchen bin ich todtchen."
5. April: Ich bin so kleinchen, ich bin so schwachchen." 14. April:
„Jetzt bin ich bisweilen so grosschen." 14. Mai: „Ich muss sterbchen,
alle Menschen todtchen, ich muss weinchen."

Endlich ist hier noch die subjective Gedankenlosigkeit oder
der Gedankenstillstand aufzuführen, welche Symptome nach der
eigenen Angabe der Kranken im Zustande der Attonität sehr häufig
vorhanden sind. Dieses Symptom kommt, wie der 12. Fall zeigt, auch
ohne die so hoch entwickelte Attonität vor.

Weniger Charakteristisches als die formalen Symptome bieten die
Störungen der Intelligenz in Betreff ihres Inhalts als Unterscheidungsmittel von anderen psychischen Krankheitsformen dar. Wie in der
Sphäre des Fühlens die depressiven Stimmungen und Gefühle vorherrschen, so seitens der Intelligenz die depressiven Hallucinationen, Vorstellungen und Ideen. Nicht selten spielt der Teufel in Visionen und
Auditionen eine Rolle und andere Vorstellungen, die zu seinem Ideen-
kreise gehören (Abgrund, Feuer etc.); häufig sind die auf Versündi-
gung beruhenden Ideen, bestimmte verbrecherische Thaten begangen zu
haben, an sich nichts für die Katatonie Charakteristisches, und kann
für ihre nähere Kenntniss auf die Kapitel der Melancholia attonita der
Handbücher verwiesen werden. Es ist aber ein Irrthum, der sich in
den meisten Handbüchern und Abhandlungen findet, dass es sich bei
den als melancholia attonita (oder melancholia cum stupore, M. stupida)
bezeichneten Krankheitsfällen nur um depressive Gefühle und depressive
Vorstellungen handelt. Zunächst zeigen die Fälle mit einem maniakalischen Stadium nicht nur alle übrigen Charaktere der Manie, wie
Ideenflucht, Agitation und dgl., sondern auch häufig genug eine bis
zur Uebermüthigkeit heitere Stimmung, gesteigertes Selbstbewusstsein

und Wahnvorstellungen mit expansivem Inhalt selbst bis zu Spuren
von jenem der allgemeinen progressiven Paralyse vorzugsweise an-
gehörenden Grössenwahn. Mehrmals habe ich bei Kranken der Katatonie die Idee notirt vorgefunden, sie scien nicht die Kinder ihrer
Eltern, sondern höherer Abkunft (Prinzen, Prinzessinnen u. s. w.) und
deu betreffenden als Pflegceltern nur untergeschoben. Ich fand diese
Idee nicht nur bei jüngeren Personen, deren dichterisch-erregter Phanta-
sticismus gewissermaassen in physiologischer Breite zur Productiou
solcher Ideen ausreichen würde (vergl. deu 11. Fall), sondern selbst
bei einem erst iu höherem Alter an Katatonie erkrankten Regierungs-
Rath, der ausserdem von depressiveu Stimmungen und Vorstellungen
erfüllt wnrde. Aber nicht nur in dem maniakalischen Stadium kommeu
krankhaft heitere Stimmungen und Delirien vor, sondern auch in dem Zustande der Attonität. Man sieht bei solchen Kranken zuweilen ihre sonst
starren Gesichtszüge sich mit einem entschiedenen Lächeln, und selbst
hörbarem Lachen beleben, sowohl über Vorgänge, die iu ihrer Umgebung passiren, als auch ohne solche, und aus ihren später gegebeneu
Mittheilungen geht zuweilen mit Bestimmtheit hervor, dass sie zeitweise unmotivirt von heiteren Gefühlen erfüllt wurden. Auch dieses
Symptom des heiteren Deliriums findet sich literarisch erwähnt. So
sagt Brosius ausdrücklich: „In einigen Fällen von Mel. attonita ver-
kündet die Mimik dnrchaus keinen schmerzlichen Affect; es giebt
Kranke, die sogar viel lachen, deren Stupor durch Symptome der Aus-
gelassenheit und des Muthwillens unterbrochen wird. So ist also die
Benennung Melancholia selbst für das eine Stadium der Attonität
nicht zutreffend, während sie völlig unzureichend ist, den ganzen
Krankheitsverlauf durch die verschiedenartigeu Stadien passend
damit zu bezeichnen.

Als ein ziemlich häufiges Symptom verdient noch das Vorkommen
von Vorstellungen aus der religiösen Sphäre einer Erwähnung, welches
um so bemerkenswerther ist, als die auch sonst mit dem Vorherrschen
religiöser Vorstellungen verbundene geschlechtliche Ueberreizung hier
ausserordentlich häufig beobachtet wird.

Was die Symptome aus der Sphäre der Bethätigung und des
Willens betrifft, so ist schon frühzeitig die Neigung zu Negationen bemerkenswerth, welche im Zustaude der Attonität ihren
ausgeprägtesten Charakter und ihre grösste Höhe erreicht. Während
die Mauie anderer psychischer Krankheitsformen sich nicht nur durch
die Fülle ihrer Willens-Erklärungeu und Handlungen auszeichnet,
sondern auch durch eine sehr hervortretende Leichtwilligkeit und grosse

Veränderlichkeit im Wollen und Handeln, finden wir bei der Katatonie
eine sehr bemerkenswerthe Monotonie des maniakalischen Handelns
uud bei aller Gewaltbätigkeit und Fülle des Agirens ein Hervortreten
von negativen Willenserklärungen und negativen Gewohnheitshandluugen.
Der Maniakus, sowohl der der allgemeinen progressiven Paralyse, als
auch der einfachen Form des typischen Gesammt Irreseins ist leicht in
seinem Thun zu unterbrechen, wenn man seinem Drange nach Veränderung und Aktivität nur wieder hinreichende Nahrung giebt und
höchstens noch in manchen Fällen die Individualität berücksichtigt.
Der katatonische Maniakus dagegen verharrt in seiner einmal ange-
nommenen Weise der Ueberproduction sehr consequent und setzt den
Versuchen, ihn zu anderen Weisen der Aktivität (z. B. aus dem Zimmer
hinauszukommen, spazieren zu gehen u. dgl.) zu bewegen, eigensinnigen
Widerspruch entgegen. Zu diesen auf äusseren Anlass entstehenden
Negationen treten aber auch andere im eigenen Bewusstsein wurzelnde
und dieser Krankheitsform eigenthümliche. Die prägnantesten Fälle
bieten die Symptome der Bettsucht und der Nahrungsverweigerung,
welche, so eigenthümlich sie mit dem Charakter der Manie im Allgemeinen im Widerspruch zu stehen scheinen, ebenso eigenthümlich
die katatonische Manie vor den Manien anderer Krankheitsformen
charakterisiren. So zeichnete sich die Kranke Adolphine M. (4. Fall),
bei welcher das Stadium incrementi mit geringen Schwankungen vom
August 1863 bis August 1864 dauerte und der Uebergang aus der
Manie in die Attonität gewissermaassen mehrfach durcheinander ge-
schoben erscheint, schon im Anfauge im maniakalischen Stadium durch
die Vorliebe für verurtheilende Kritik, durch Neigung zu Bette zu
bleiben, und Nahrungsverweigerung aus. Ganz besonders ausgeprägt
sind diese selben Symptome aber für das auf die Manie folgende
Stadium, und zwar sowohl für die vollständig entwickelte Attonität,
als auch für die Uebergangs- oder Zwischenformen von der Manie zur
Attonität.

Es giebt wohl keinen Fall, in welchem dies Symptom der Neigung
zur Negation nicht in irgend einer Art vorhanden wäre, und zwar bald
in mehr activer, bald in mehr passiver Weise. So ist besonders häufig
eine Abneigung gegen Ortsveränderung vorhanden. Die Kranken bleiben
zu Bett, nicht aus einem wenn auch unverständig und krankhaft zu
motivirenden Bedürfniss, sondern aus Abneigung gegen Bewegung, oder
selbst aus Lust am Widerspruch. Sind sie ausser Bett, so wollen sie
sich nicht ankleiden, oder sich nicht ankleiden lassen. Ausser Bett stehen
sie auf einer Stelle fest, wollen sich nicht setzen, wollen nicht aus der

meist abgelegenen, oder versteckten Stelle heraus. Oder sie wollen
nicht auf einen Zimmerwechsel eingehen u. dgl. (für diese symptomatischen Züge ist der 14. mitgetheilte Fall [Benno von T.] besonders
interessant). — Höchst auffallend zeigt sich gerade bei dieser Krankheitsform der Katatonie die Erscheinung der Nahrungsverweigerung. Während diese fast in allen übrigen Fällen von Seelenstörung ganz deutlich
als das Resultat eines motivirten Entschlusses nachweisbar ist — sei
es, dass der Kranke sich zu verhungern vorhat, um so das Elend seines
Lebens los zu werden, oder sei es, dass er sich vor Vergiftung schützen
will, oder, dass er so am besten sich an seinen Feinden rächen zu
können glaubt, oder was sonst für mehr oder weniger krankhafte Motive
angegeben werden können — bei der Katatonie fehlt es sehr oft ganz
und gar an Motiven und die Nahrungsverweigerung ist entschieden
nur das Resultat des Nichtwollens gegen jede Aktivität, die dem
Kranken zugemuthet wird. Hat man dem Kranken einen Bissen in den
Mund gebracht, so fängt er an, ihn etwas zu kauen und schluckt
ihn herunter. Bei manchen Kranken dieser Art ist es lange Zeit nur
nöthig, ihnen den Löffel in die Hand zu geben und vielleicht noch den
ersten Bissen in den Mund zu stecken, dann essen sie von selbst, oder
sie essen nur, wenn Niemand dabei ist, wenn es Niemand sieht, oder
wie der Kranke Julius G. (zweiter Fall), sie lassen von jedem Gerichte
etwas zurück — oder was sonst noch von derartigen Tics bei Kranken
mit Melancholia attonita erzählt werden kann. Aber sie würden bis
zum Verhungern die Nahrungs-Aufnahme verweigern, wenn dem Nega-
tionstriebe nicht Genüge geschähe. Es herrscht bei ihnen gewissermaassen eine allgemeine negative Spannung, eine Tendenz zur Negation in verschiedenem Grade, von dem geringsten Grade der blossen
Entschlusslosigkeit bis zum Widerspruch gegen die Aktion, und die
Nahrungsverweigerung scheint nur ein Moment aus dieser allgemeinen
negativen Tendenz zu sein. Zuweilen freilich scheinen auch bestimmte
Wahnideen, oder Wahngefühle als Motive dafür zu bestehen, ähnlicher
Art, wie sie vorhin angeführt sind. Aber es könnte die Frage als
nahe liegend aufgestellt werden, ob nicht auch in diesen selteneren
Fällen von Katatonie, wo sich für die Nahrungsverweigerung ein deli-
rantes Motiv darbietet, das scheinbar motivirende Delirium gegenüber
dem eigentlichen, so zu sagen organischen Impuls nicht doch ein
secundäres ist, etwa nach dem Schema des Erklärungsversuches oder
der Reflexhallucination. Es würde dann also die motivirende Wahnidee erst consecutiv aus dem Vorhandensein jener organischen Störung,
welche der Negation zu Grunde liegt, hervorgehen. Aber auch selbst

in diesen Fällen, wo sich bei der Katatonie für die Nahrungsverweigerung ein Motiv beibringen lässt, ist sie meist viel weniger hartnäckig, als die Nahrungsverweigerung in anderen Krankheitsformen und wird meist nach einigen Malen künstlicher Fütterung überwunden, indem die negative Tendenz sich dann an den anderen geringfügigeren Momenten, wie sie vorhin mannichfach angeführt sind, genügen lässt.

An dies Symptom der negativen Tendenz schliesst sich endlich das Vorkommen von eigenthümlichen mehr oder weniger bizarren Gewohnheiten in der Bewegung und Haltung des Körpers und überhaupt das Hervortreten von prononcirt gewohnheitsmässigem Thun. Am auffallendsten sind jene bizarren Bewegungsstereotypen, wie man sie in allen grösseren Anstalten vielfach vertreten findet, der eine fasst sich alle Paar Minuten an die Nasenspitze, ein Anderer schwenkt von Zeit zu Zeit den Arm horizontal um den Kopf herum und endigt die Bewegung mit einer Wegschleuderung der Hand. Eine Frau macht im Sitzen eine Arm- und Handbewegung, die ganz ähnlich derjenigen beim Spinnen am Spinnrade ist. Der Kranke Adolf L. des 6. Falles hatte die Manier mit einwärts erhobenem inneren Fussrande auf dem äusseren Fussrande zu gehen und dabei die Knien gebeugt zu erhalten (Fälle aus der ostpreussischen Provinzialanstalt Allenberg). Die Kranke Minna von B. (3. Fall) hat die Manier zu Zeiten ein Stück Zeug wurstartig zusammenzudrehen und sitzt an den betreffenden Tagen stundenlang in dieser drehenden Bewegung. Hierher gehört auch das häufige Grimassiren mancher Kranken (14. Fall). Vergleiche auch den 11. und 12. Fall.

Auch in der bewegungslosen Haltung, in der Art und Weise, wie die Glieder und die Körpertheile in der Ruhe gehalten werden, zeichnet sich der Katatonikus sehr auffallend aus. Eine Kranke in Allenberg sass viele Monate lang im Bette mit gekrümmtem Rücken und vornübergebeugtem Kopfe, nachdem sie vorher lange Zeit apathisch im Bette gelegen hatte. Der vorhin angeführte Kranke Adolf L. (6. Fall) hatte die Gewohnheit, in der Ruhe den rechten Vorderarm vor die Mitte der Brust, das Gesicht, oder einen Gesichtstheil mit der rechten Hand bedeckt und die linke Hand an dem rechten Ellenbogen fest zu halten, eine Haltung, wie sie wohl öfters zum Ausruhen der Arme und im Nachdenken eingenommen wird, bei diesem Kranken aber so stereotyp wurde, dass die Körpertheile an den betreffenden Berührungsstellen tiefe Eindrücke erhielten. In diese Kategorie gehört auch die krampfhafte Vordrängung der auf einander gepressten Lippen („Schnauzkrampf"), die bei Katatonie sehr häufig ist. Meist erzählt man diese

Eigenthümlichkeiten in stereotypen Haltungen und Bewegungsmanieren nur von den bereits zum Terminalblödsinn übergegangenen Fällen. Aber sie kommen schon viel früher vor und abgesehen von der ganz bekannten starren Haltung der Kranken mit ganz ausgebildeter Attonität kommen sie auch im maniakalischem Stadium vor, namentlich wenn tobsüchtige Zustände mit solchen der Attonität wechseln. In diesen frühzeitigen Phasen der Krankheit, oder andererseits zur Zeit von Remissionen und Intermissionen, wo ein Delirium des Denkens gar nicht nachweisbar ist, zeichnen sich diese Kranken schon, resp. noch durch die steife Haltung ihres ganzen Körpers und durch das Gewohnheitsmässige ihres Handelns und ihrer ganzen Art und Weise aus. So z. B. hielt ein Kranker, der sich in einer Intermission mit völliger Lucidität befand, auf seinen Spaziergängen im Garten stets einen bestimmten Gang inne, kehrte auf ihm an's Ende gekommen kurz um und war durch sein Hin- und Herpendeln noch lange auffallend, als keine Spur von intellectueller Störung im engeren Sinne mehr wahrgenommen werden konnte. Gelegentlich nach dem Grunde gefragt, sagte er, in den anderen Gängen schiene die Sonne, doch war das durchaus nicht so der Fall, dass für einen gesunden Menschen sich die monotone und an sich unbequeme Festhaltung dieses einen kurzen Ganges ergeben würde, und der durch das Fortschreiten der Jahreszeit herbeigeführte Wechsel in der Bescheinung des Gartens brachte keine Aenderung seiner Gewohnheit.

Gehen wir nun zu den somatischen Symptomen über. Schon bei den zuletzt angeführten Erscheinungen gestörter Willens-Bethätigung liegt es nahe, an eine krankhafte Innervation der motorischen Nerven zu denken, und es wird diese Annahme zu einer überaus wahrscheinlichen, wenn wir sehen, dass entschiedene Krampfzustände wesentliche Symptome dieser Krankheitsform sind. Nun ist aber bekanntlich die Krampfform der flexibilitas cerea ein sehr häufiges Symptom des Zustandes der Attonität, und wie die mitgetheilten Krankheitsfälle erweisen, kommen auch andere Krampfformen häufig genug vor. So zeigt der Kranke Adolf K. (erster Fall) choreaartige Convulsionen des Gesichts und der Extremitäten. In der zweiten mitgetheilten Krankheitsgeschichte ist das Auftreten eines epileptiformen Anfalles erwähnt. In der dritten Krankheitsgeschichte wird gesagt, es traten hysterische Zufälle auf, wirkliche Krämpfe der Füsse, dann der Arme und Kinnbacken, wobei ein Geräusch, wie das Ticken einer Uhr im Munde zu hören war; später Wein- und Lachkrämpfe. In dem Falle der 4. Krankheitsgeschichte habe ich selbst diese Anfälle und Krampf-Zustände in

der Anstalt beobachten können: Anfangs Convulsibilität sämmtlicher
Extremitätenmuskeln (wogende Zuckungen abwechselnd einzelner Muskel-
partieen), dann Tetanus und Trismus. Im 6. Falle sind die Krämpfe
ebenfalls in der Anstalt beobachtet, und zwar war es ähnlich wie in
dem vorigen Falle zuerst eine allgemeine Convulsibilität, dann ein
wirklicher epileptiformer Anfall. In dem Falle des Paul M. (11. Fall)
traten die Convulsionen einige Tage hindurch typisch als Begleiter
von Tobsuchtsanfällen auf. Einzelne Krämpfe in der oberen Körperhälfte wurden in dem Erhängungsfalle beobachtet. In zwei Fällen war
in dem in die Anstalt mitgeschickten ärztlichen Krankheitsbericht von
Krämpfen nichts erwähnt, und hatte ich erst nachträglich durch Exa-
minirung der Angehörigen von den Krampfanfällen Kenntniss erhalten.
Auch in der Literatur wird, wie schon oben angegeben, gerade bei
den Fällen mit Melancholia attonita des öfteren Vorkommens der
Krämpfe gedacht. Da diese Krampfzustände in den allermeisten Fällen
in der ersten Entwickelung der Krankheit auftreten, (nur in dem 5.,
6. und 11. Fall werden sie erst im späteren Verlaufe beobachtet), so
ist es nicht unwahrscheinlich, dass sie noch viel häufiger vorkommen,
als es nach meiner bisherigen Beobachtung der Fall zu sein scheint,
und dass ihr Vorkommen den betreffenden Aerzten nur nicht mitgetheilt ward, weil es in eine Zeit traf, als man den Kranken noch
nicht für gemüthskrank hielt, oder weil man diese Krampfsymptome
nicht als zur psychischen Krankheit gehörig betrachtete. Irgend eine
Abnormität in dem Zustande, oder in der Functionirung der motorischen Organe ist im weiteren Verlaufe in allen Fällen zu constatiren.
In den meisten Fällen continuirlich während der ganzen Krankheit, in
anderen Fällen nur zeitweise. Ein Theil dieser motorischen Abnormitäten könnte als etwas Psychisches, selbst von der Willkür ab-
hängiges angesehen werden, wie die Erscheinungen, welche vorhin als
Störungen in der Willensbewegung und Bethätigung aufgeführt wurden.
Ein Theil wird als cerebro-spinal aufgefasst werden müssen, wie der
Zustand der flexibilitas cerea und die contracturartigen verkrümmten
Haltungen der Glieder. Eigentliche Paralysen kommen bei Katatonikern so selten vor, dass sie als nicht zum Bilde dieser Krankheitsform
gehörig betrachtet werden müssen. Sehr häufig sind aber Schwächungen
der Sensibilität bis zu mehr oder weniger vollkommener Anästhesie.
Gerade von Fällen der Melancholia attonita wird oft mitgetheilt, wie
die tiefsten Einstiche ohne die geringste Schmerzäusserung ertragen
werden, und auch ich habe derartiges beobachtet. Aber die Aufhebung
der Schmerzempfindung ist durchaus nicht überall vorhanden und scheint

in vielen Fällen nur auf eine Aufhebung der Reactionsmöglichkeit aus
motorischen Gründen zurückzuführen zu sein, da die Kranken später, wenn
die psychische Reaction frei geworden ist, sogleich die volle Sensibilität zeigen und zuweilen auch aus der Zeit der Attonität die Erinnerung an die Schmerzhaftigkeit der Einstiche zurückbehalten haben.

Als eines recht häufigen Symptoms ist auch einer Hyperästhesie
noch zu erwähnen, nämlich eines meist recht heftigen und anhaltenden
Hinterkopfschmerzes, über den Katatoniker öfters klagen. Während
Schmerz in der Stirngegend oder in den Schläfen oder auf dem Scheitel
bei anderen psychischen Krankheitsformen vorkommen, werden solche
bei Katatonikern fast gar nicht beobachtet, und der für Katatonie
charakteristische Hinterkopfschmerz kommt dagegen bei den übrigen
Formen seltener vor.

Als Störungen im Gebiete des trophischen Nervensystems zu betrachten und deshalb zunächst hier anzuschliessen, sind die überaus
häufigen Oedeme, welche bei Katatonikern beobachtet werden. Namentlich sind es Oedeme der unteren Extremitäten, nicht selten sind auch
Oedeme der Augenlieder. Viel seltener sind diejenigen der oberen
Extremitäten und des Rumpfes.

Von somatischen Störungen ist fast ganz constant hochgradige
Oligämie oder Chlorose beobachtet worden. Nächstdem sehr häufig
sind Störungen der Excrementition. Auf das Vorhandensein von abnormen Zuständen in den ersten Wegen und im Magen lassen sich
der zuweilen auch bei grösster Reinlichkeit vorhandene Foetor ex ore,
die abnormen Geschmackssensationen und die Appetitlosigkeit beziehen,
obwohl hier wieder die Schwierigkeit entsteht, zu entscheiden, wie viel
auf die Folge der psychischen Vorgänge und die weiteren Consequenzen
der physisch zu erklärenden Vorgänge zu beziehen ist (wie der Foetor
ex ore als Folge geringer Nahrungsaufnahme). Von Seiten der Haut
ist häufig eine grosse Epidermoidal-Abschilferung und Anhäufung von
Epidermisborken zu beobachten. Iu vorgerückten Stadien kommt das
Othaeatom vor, aber viel weniger häufig, als in den Terminalstadien
anderer psychischer Krankheitsfälle. —

Als von besonderer symptomatischer oder selbst diagnostischer
Wichtigkeit ist hier noch des sehr häufigen Vorkommens von Lungen-
Tuberculose bei Katatonikern zu erwähnen und dabei zu bemerken,
dass auch in dieser Beziehung ein gewisser Gegensatz zu der pp. Para-
lyse der Irren constatirt werden kann. Während bei dieser häufiger
Pneumonien vorkommen und nicht selten das tödliche Ende bedingen,
Tuberculose aber nur selten bei Paralytikern beobachtet wird, nament-

lich wenn die betreffenden Personen nicht schon vor der physischen
Erkrankung an derselben gelitten hatten, tritt bei Katatonikern häufig
im weiteren Verlauf, oder selbst sehr frühzeitig Tuberculose auf, oft
in Fällen, wo man mit Bestimmtheit eine angeborene oder sonst wie
erworbene Anlage nicht voraussetzen kann. Wenn man die Bemerkung
mitgetheilt findet, dass Tuberculose überhaupt bei Geisteskranken im
Allgemeinen sehr häufig vorkomme, so möchte ich diesen Beobachtungs-
satz nur für die bestimmte Form der Katatonie festhalten und auf sie
beschränken, im Uebrigen aber annehmen, dass nur die frühere schlechtere
Beköstigung und Verpflegung innerhalb und ausserhalb der Anstalten
die früher beobachtete häufige Coincidenz der Tuberculose mit Psychosen
im Allgemeinen verschuldet hat. Schon in der ostpreussischen Provinzialanstalt habe ich, wenn von den Katatoniefällen und von den
Fällen, wo die Tuberculose lange vor der psychischen Erkrankung zu
constatiren war, abgesehen wird, im Vergleich mit der allgemein menschlichen Disposition zur Tuberculose eher eine merkwürdig geringe Disposition zu Lungentuberculose und eine ausserordentlich grosse Wider-
standsfähigkeit bei vorhandener Lungentuberculose gegen ihre Einwirkung auf das Allgemeinverhalten beobachten können, und bestimmt
kann ich aus meiner Privatanstalts-Praxis mittheilen, dass mir noch
kein Fall von postpsychopathischer Tuberculose ausser bei Katatonikern
vorgekommen ist. Es muss daher wohl jener Satz von der Allgemein-
heit der Disposition zur Tuberculose bei allen Psychosen ohne Unterschied modificirt werden und es darf wohl angenommen werden, dass
die Katatonie an sich, d. h. die anatomischen Bedingungen der Katatonie
und die durch diese Krankheitsform gesetzten Lebensverhältnisse eine
gewisse Disposition zu dem Tuberkel-Processe mit sich bringen.

Von andern somatischen Krankheitsformen ist eine besondere Beziehung zur Katatonie von mir nicht bemerkt worden.

DRITTES KAPITEL.

Aetiologie.

Was zunächst das praedispositive Moment der Heredität betrifft, so ist die Thatsache bemerkenswerth, dass unter einer Zahl von mindestens 50 mir zu Gebote stehenden Krankheitsfällen nur vier Mal Heredität als möglicherweise vorhanden angegeben wird, während in allen übrigen Fällen Heredität unerwähnt bleibt und in der weitaus grösseren Hälfte der Fälle dieselbe positiv in Abrede gestellt wird.

Unter den in dieser Arbeit mitgetheilten Krankheitsfällen zeigte nur der 2., 5. und 11, Fall ein hereditäres Moment. Im 2. Falle wird von der Mutter und Schwester des Kranken erwähnt, dass sie vorübergehend geisteskrank gewesen wären, im 5. Fall ist der Vater des Kranken Säufer gewesen, während der Grossvater nach einem Ehebruch geisteskrank geworden ist und sich das Leben genommen hat, so dass also der Fall hier nicht einmal recht anzuziehen wäre. Im 11. Fall wird von dem Vater mitgetheilt, dass er ein hypochondrisch-reizbarer Charakter gewesen, während der Vaterbruder geisteskrank gestorben ist. Nur in zweien der hier mitgetheilten Fälle ist eine Nachricht über das Hereditätsverhältniss nicht zu erhalten gewesen, in allen übrigen wird Heredität ganz bestimmt in Abrede gestellt. Von den mir noch vorliegenden hier nicht angeführten Fällen ist nur noch bei einem erwähnt, dass die Mutter gemüthskrank gewesen sei. In den meisten übrigen Fällen ist die Heredität zurückgewiesen, und in der geringeren Zahl ist auf dieses Moment keine Rücksicht genommen. Directe und volle Heredität, d. h. also entschiedene Seelenstörung bei einem der Eltern, ist nur in 2 Fällen angeführt, beide Male von mütterlicher Seite, indirecte Heredität in den zwei anderen Fällen, wo ein Mal der Vatersbruder, ein Mal der Grossvater geistes-

krank gewesen sind. Etwas zahlreicher sind aber die Fälle, wo von
den Eltern eine abnorme, oder doch prononcirt-eigenthümliche Charakter-
eigenschaft angeführt wird, so in dem 11. Fall und in anderen mir vorliegenden Fällen. Auf diese Daten ist um so mehr Gewicht zu legen,
als bei der sehr verbreiteten Ansicht von der grossen Erblichkeit der
Seelenstörungen dieses Moment vom Publikum ganz besonders aufmerksam ins Auge gefasst zu werden pflegt.

Hiermit verglichen ist es interessant, dass auch von der allgemeinen progressiven Paralyse der Irren mit und ohne Grössenwahn
dieser negative actiologische Charakter gilt, obgleich bekanntlich bei
Seelenstörungen sonst so häufig die Heredität vorkommt.

In Betreff der prädispositiven Momente des Geschlechts und des
Alters ist dagegen ein bemerkenswerther Unterschied von der allgemeinen progressiven Paralyse für die Katatonie zu constatiren. Jedes
Alter von der Puberbität, wahrscheinlich sogar von den letzten Jahren
der Kindheit an bis zu dem höchsten Alter, und das weibliche Geschlecht nicht minder, als das männliche, sind der Erkrankungsmöglich-
keit an Katatonie ziemlich gleichmässig ausgesetzt, wenn auch mit
Ueberwiegen der jüngeren Mitteljahre, während die allgemeine progressive Paralyse bekanntlich in ausgezeichnet überwiegender Weise
das männliche Geschlecht befällt und in den Jünglings- und Greisen-
jahren nur äusserst selten, in der Kindheit dagegen gar nicht vorkommt.

In Betreff der Nationalität, des Einflusses der Civilisation und
der Jahreszeiten stehen mir eigene Beobachtungen nicht zu Gebote,
doch möchte nach der Indifferenz, welche die melancholia attonita
gegenüber den angeführten aetiologischen Momenten zeigt, wohl anzunehmen sein, dass auch die Katatonie zu ihnen sich indifferent
verhält.

Ausser den angeführten prädispositiven Momenten wäre noch der
Einfluss der Standesunterschiede und der Beschäftigungs-
sphäre zu berücksichtigen. Ich habe hier die Thatsache zu registriren,
dass unter den mir zur Beobachtung gekommenen Fällen eine vorwiegend grosse Zahl von Lehrern, oder Lehrersöhnen, und demnächst
Theologen sich befindet, und zwar scheint sich diese Prädilection sowohl innerhalb der Krankheitform der Katatonie für sich zu zeigen,
indem verhältnissmässig diese Berufskreise das grösste Contingent
zur Katatonie stellen, als auch im Vergleiche mit den übrigen Krankheitsformen, indem also z. B. das Contingent der allgemeinen progressiven Paralyse viel seltener von Lehrern und Theologen, als etwa

von Kaufleuten und Juristen gebildet wird. Ich komme auf dieses
Verhältniss sogleich noch einmal zurück.

Von den prädispositiven aetiologischen Momenten, welche in Verhältnissen ausserhalb des zu afficirenden Individuums bestehen, sind
diejenigen Momente als disponirende zu trennen, welche dem von der
Affection ergriffenen Indivuum selbst unmittelbar angehören, und nicht
direct die Krankheit erzeugen ((occasionelle oder veranlassende Momente).

Unter diesen disponirenden Momenten nehmen zwei Vorkommnisse
eine hervorragende Stelle ein, nämlich geschlechtliche Ueberreizung und intellectuelle Anstrengung. In ersterer Beziehung
ist bei den mir zur Beobachtung gekommenen männlichen Kranken
überaus häufig der Onanie erwähnt, welche die Kranken meist in frühen
Jahren schon lange vor Ausbruch der katatonischen Krankheit aus-
geübt haben, während sie unmittelbar vor der Krankheit und während
derselben oft wieder frei davon geblieben sind. Bei der allgemeinen
Paralyse der Irren kommt sie dagegen häufig noch während der Krankheit vor, und für sie werden als disponirendes Moment weniger die
autocheirischen, als andere geschlechtliche Ausschweifungen als aetio-
logisch wichtig aufgeführt. Bei weiblichen Kranken steht der Ausbruch der Katatonie häufig in nächster Beziehung zur Schwanger-
schaft, während onanistische Ueberreizung selten zu sein scheint.

Was das zweite disponirende Moment, die intellectuelle Anstrengung betrifft, so habe ich gefunden, dass es vorzugsweise die
Ueberanstrengung beim Lernen ist, welche der Katatonie eigenthümlich
ist. Ich habe unter den von mir gesammelten Fällen ganz besonders
Lehrer nud Lehrersöhne vertreten gefunden.

Der erste oben mitgetheilte Fall betrifft einen Landschullehrer,
der sich erst, nachdem er als Sattlergeselle gearbeitet hatte, zur Lehrercarriere entschloss und sich nun in späteren Jahren den relativ grossen,
weil ausserordentlichen, intellectuellen Anstrengungen unterwerfen
musste. Gleich der dritte Fall ist wieder eine Lehrerin, von der zwar
ihre ausserordentliche Begabung hervorgehoben wird, aber auch auf
das Uebermaass der geistigen Anstrengung im Verhältniss zu der
schwächlichen Körperconstitution hingewiesen wird. Der 6. oben mitgetheilte Fall betrifft einen Landschullehrersohn, der das Gymnasium
besuchte, ebenso der elfte Fall den Sohn eines Elementarlehrers.

Da die Kinder von Lehrern gerne wieder zur Lehrercarriere angehalten werden, und dem entsprechend ohne Berücksichtigung der
Individualität intellectuell angestrengt werden mögen, so ist dies Ver-

hältniss wohl ebenfalls nicht ohne dieselbe aetiologische Beziehung. Ob Schauspieler nicht vielleicht auch vorzugsweise die Form der Katatonie zeigen, wenn sie psychisch erkranken, wäre eine interessante Frage, zu deren Entscheidung mir kein ausreichendes Material zu Gebote steht.

Sodann ist als disponirenden Momentes mit einiger Bedeutsamkeit noch der vorwaltend religiösen Gemüthserregung zu erwähnen, aber sie ist für die Katatonie kaum häufiger angeführt, als für andere psychische Krankheitsformen. Sie entfaltet auch ihre Krankheit erzeugende Wirksamkeit, sowohl vorbereitend (disponirend), als unmittelbar occasionell excitirend. Einerseits scheint die religiöse und mehr oder weniger schwärmerische Bethätigung auf Kosten des Körpers vor sich zu gehen, wenn nicht gleichzeitig eine kräftigende Körpercultur eingehalten wird, und häufig verbindet sich mit der religiösen Tendenz eine sexuelle Perversität, sei es, dass diese erst aus der verschlechterten Körperlichkeit hervorgeht, sei es, dass ein noch nicht aufgeklärter physiologischer Connex diese Thatsache näher erklären wird. Andererseits aber wird bei bereits disponirten Personen das nun erschütterte seelische Gleichgewicht durch einen subjectiv, oder objectiv mächtigen religiösen Eindruck leicht zum vollen Zerfall gebracht.

Unter den von mir beobachteten Fällen von Katatonie habe ich religiöse Schwärmerei nur in vieren unter den disponirenden Momenten aufgeführt gefunden, während die Fälle, in welchen eine andere Krankheitsform (particielle Verrücktheit, Dysthymie) danach folgte, eine weitaus grössere Ziffer erhalten haben. Bei der Häufigkeit, in welcher während der Krankheit religiöse Vorstellungen eine Rolle spielen, möchte ich aber glauben, dass auf dieses Moment bei der Aufstellung der Anamnese zu wenig geachtet ist. Wie wichtig dieses Moment für die Hervorrufung gerade katatonischer Krankheitsformen ist, wird weiter unten bei Besprechung des epidemischen Vorkommens der Katatonie besonders einleuchten.

Was endlich die individuelle, sowohl psychische, als somatische Constitutionsart als disponirendes Moment betrifft, so ist unter den mir vorliegenden eigenen Beobachtungen besonders häufig des Hanges zur Einsamkeit und zur Beschaulichkeit erwähnt. Die Individualität wird am häufigsten als still und sanft, der Charakter als sehr gutmüthig und ruhig und das Temperament als sanguinisch ge-. schildert. Aber auch eine andere psychische Artung schliesst die Möglichkeit der katatonischen Erkrankung nicht aus, und es wird positiv auch mehrmals ein vorzugsweise intellectuell beanlagtes Wesen, ein

heftigerer, stolzer Charakter und ein cholerisch heftiges Temperament
angegeben. 'Eine hervorragende nähere Beziehung zwischen einer besonderen psychischen Qualificirung und der Katatonie ist bis jetzt nicht
aufzustellen. Etwas mehr ist das von der somatischen Seite der Constitution zu sagen, indem die sogenannte Nervosität besonders häufig
aus den Mittheilungen über die in die Anstalt gebrachten Kranken
als vorhanden geschlossen werden kann. Und ganz besonders scheint
allgemeine Anämie häufig einen günstigen Boden für die Entwickelung
dieser Krankheitsform abzugeben.

Unter den von mir beobachteten Fällen von Katatonie habe ich
keinen einzigen gesehen, in welchem nicht ein gewisser Grad von
Oligämie zu constatiren war. In einzelnen Fällen war aber eine sehr
exquisite Anämie, oder Chlorose vorhanden.

In Betreff der rein occasionellen oder excitirenden Ursachen, insofern sie die Katatonie unmittelbar erregen, oder bei einem bereits
dafür disponirten Individuum hervorzurufen im Stande wären, ist etwas
Eigenthümliches nicht hervorzuheben. In vielen Fällen sind nur die
vorhin als disponirend angeführten Momente in den Krankheitsberichten
allein angegeben, und unter den rein occasionellen Momenten finden
sich alle wieder, die auch bei allen anderen psychischen Erkrankungs-
formen angegeben werden.

Auch hier sind es unter den psychischen Ursachen vorzugsweise
deprimirende Gemüthsaffecte, welche die psychische Krankheit herbeiführen. Kummer, Gram, Aerger, gekränkte Ehre, verletzter Stolz,
Furcht, Schrecken u. dgl. werden mehrfach angeführt. Unter den ge-
mischten Ursachen (Trunksucht, Liederlichkeit, Entbehrungen, Gefängnisshaft) wird der Trunksucht erwähnt, während eigentliche Liederlichkeit gar nicht, und grössere Entbehrungen nur seltener angeführt
werden. Geisteskranke nach Gefängnisshaft scheinen aber nicht selten
gerade die Form der Katatonie darzubieten.

In Betreff der rein körperlichen occasionellen Ursachen ist nur
anzuführen, dass die Katatonie nach bestimmten, namentlich acuten
Körperkrankheiten gar nicht aufzutreten scheint, dass sie aber in und
nach dem Puerperium öfters auftritt. Körperverletzungen und Gehirnkrankheiten werden nur sehr sparsam in der Anamnese von Kata-
tonien erwähnt. Die eingreifenden allgemeinen Cerebralstörungen nach
Erhängungsversuchen scheinen aber eine nähere Beziehung zur Hervorrufung dieser Krankheitsform zu haben.

Obwohl es die Aufgabe und der Plan dieser Arbeit ist, vorzugsweise nur klinisches Material zu verwerthen, so darf ich doch, bevor

ich das Kapitel der Aetiologie verlasse, eine sehr interessante über
den Rahmen der klinischen Beobachtung hinaustretende Erscheinung
nicht unerwähnt lassen, und zwar ein exquisit epidemisches und ende-
misches Vorkommen unserer Katatonie. Ich meine nämlich, dass die
unter dem Namen der „Convulsionärs" und der „Predigtsucht", oder
der „Predigerkrankheit" bezeichneten psychischen Alterationen, so weit
sie überhaupt als Krankheiten aufgestellt werden können, zum grössten
Theil ganz charakteristisch das Gepräge unserer Katatonie an sich
tragen, und ich hoffe, es wird nicht unwillkommen sein, dass jene aus
Mangel eines klinischen Anhaltes in unförmlich wunderbarer Weise
ausgeschmückten und hyperskeptisch angezweifelten Erscheinungen auf
diese Weise unter das Maass und Gebot der nüchternen Wissenschaft
kommen.

Schon die übliche Benennung der „Convulsionärs", die man zuerst in Frankreich gebraucht hat, erinnert charakteristisch an unsere
Katatonie, und die „Predigtsucht, oder Predigerkrankheit", welche Benennung von Schweden herstammt, ist nichts als unser oben geschil-
dertes Symptom der Redesucht, und selbst der Verbigeration.

Was zunächst die Convulsionärs in Frankreich betrifft, so kann
ich auf die durch den Psychiater Calmeil gegebene Zusammenstellung
verweisen, wonach ich die für die Katatonie charakteristischsten Züge
wörtlich mittheile. *) Unter Voraufgehen und Begleitung von convulsivischen Zuständen verschiedener Art traten, so wie er erzählt, bei
schwärmerischen Anhäugern des Jansenismus ausser manchen andern
Vorgängen (Heilung von Lähmungen, Taubheit u. s. w.) unwillkürliche
Triebe zum Beten, Singen und Predigen auf. „Manche blieben zwei,
selbst drei Tage hintereinander mit starrem, unbeweglichem und un-
empfindlichem Körper, die Augen weit geöffnet und starr, und das Gesicht bleich, wie bei einem Todten" (S. 256). — „Wie die Kamisarden,
so fingen auch die Convulsionärs von St.-Médard an, lange Reden zu
halten . . . Ihre Ausdrucksweise habe etwas Erhabenes und Schwung-
haftes . . . nugebildete Mädchen von niederer Herkunft sprechen in
ihren Convulsionen in glühenden erhabenen Worten (S. 255) . . . Die
einzelnen Worte klangen öfter, wie eine fremde, schwer verständliche

---

*) Calmeil: De la folie, considerée sous le point de vue etc. depuis la
renaissance des sciences en Europe jusqu'au dix-neuvième siècle etc. Paris
1852. Deutsch im Auszuge: Leubuscher: Der Wahnsinn in den letzten
vier Jahrhunderten. Halle 1848. Vergl. auch: W. Jessen: Ueb. d. Convulsionen unter den Jansenisten in Paris. Zeitschr. f. Psychiatrie, VII (1850)
S 430 ff.

Sprache .. Die Meisten wussten nach einem convulsivischen Paroxysmus nicht, was mit ihnen vorgegangen (S. 258). Die Epidemie begann im Frühjahr 1727 und dauerte bis über 1741 hinaus. Junge chlorotische Mädchen, Frauen, Kinder aus den niederen Volksständen, leidenschaftliche Appellanten unterlagen zuerst und vorwaltend dem Einflusse des psychischen Contagiums (S. 264). Es soll nach Einigen 400, nach Anderen 6—700 Convulsionärs in Paris gegeben haben, und von Mehreren wird ein Drittheil Männer, also etwa 150—200, darunter geschätzt (Jessen S. 431). Ausser den als Katatonie anzusprechenden Fällen scheinen aber auch noch anders aufzufassende Zustände (wie Hysterie, Chorea, Katalepsie und Epilepsie) unter den Convulsionärs vorgekommen zu sein. Die ganze Angelegenheit ist aber durch die ereiferte Discussion der religiösen und politischen Parteien und den zu jener Zeit noch vielfach herrschenden Hang zum Geheimnissvollen und Wunderbaren verdunkelt, und in der religionsgeschichtlichen Literatur so weitschichtig geworden, dass hier auf ein näheres Eingehen verzichtet werden muss.

Einfacher und wahrscheinlich in allen Zügen zuverlässiger verhält sich das Vorkommen der Predigerkrankheit aus unserem Jahrhundert in Schweden, über welches ich aus einem nüchternen Reiseberichte einige kurze Stellen nach dem Referat des Dr. Spengler wörtlich anführe:*) „Die Predigtsucht zeigt sich seit 1842 bei vielen Mädchen, namentlich in der Provinz Smaland. Unter krankhaften Symptomen fühlen sich diese Mädchen unwiderstehlich zum Predigen getrieben . . . Fast alle gaben an, dass ihr ungewöhnlicher Zustand mit einer starken Erweckung zur Reue und Besserung angefangen im Verein mit Uebelbefinden, Schwere im Kopfe, oder im Leibe überhaupt, Brennen in der Brust u. s. w." (Stadium der Initialmelancholie!) . . . Durch Convulsionen gelangten viele in ein Stadium der Krankheit, wo sie Gesichte hatten und predigten. Die Convulsionen bestehen in ihrer gelindesten Form darin, dass die Achseln heftig gegen die Brust vorgestossen werden, in stärkeren Graden aber ein gewaltsames Schütteln der Arme und des ganzen Leibes stattfindet . . In den Blicken und Mienen der Predigerinnen hat man eigenthümliche Erscheinungen wahrgenommen, welche nur bei körperlichen Leiden sich einzufinden pflegen . . . Die Bewegungen sind durchaus unwillkürlich. Die Kranken behaupten, sie könnten dieselben durchaus nicht lassen, sondern würden

---

*) Spengler: Ueb. d. Predigerkrankheit in Schweden. Zeitschr. für Psychiatrie, VI. (1849) S. 253 u. ff.

dazn gezwungen. Sie glauben deshalb hierbei nnter dem Einfluss einer
höheren Macht zu stehen . . . Ein höheres Stadium scheinen die Con-
vulsionäre erreicht zu haben, wenn sie nach den Schüttelungen
rückwärts fallen, oder ohnmächtig werden . . . Ebenso wenig freiwillig,
als die Schüttelungen und der Schlaf sind, scheint das Predigen selbst
im freien Willen des von der Predigtsucht Ergriffenen zu stehen. Er-
greift ihn aber einmal der innere Drang, so vermag er mit festem
Vorsatz eine Weile den Trieb dazu zu bewältigen, muss aber zuletzt
doch demselben nachgeben. Der Drang zum Predigen überfällt deu
Kranken auch, wenn derselbe sich ganz alleiu befindet . . . Die Erscheinung hat wie eine Seuche ganze Provinzen durchzogeu und die
Leute haufenweise befallen und geschüttelt." —

Wer erkennt nicht in diesen Mittheilungeu die charakteristischen
Züge der oben geschilderten Katatonie in den zwei ersten Stadieu der
Initialmelancholie und des durch Verbigeration (Predigtsucht!) ausgezeichneten Stadiums des Akme? Auch das Stadium der Attonität
findet in der Ekstase, welche die von religiöser Schwärmerei ergriffenen
befällt, seine Repräsentation, und überhaupt würde die Geschichte des
sogenannten religiösen Wahnsinns, und auch allgemein die der religiösen
Schwärmerei Gelegenheit zur Auffindung sehr frappanter Analogien
für die Katatonie bieten, wenn ich es nicht für erspriesslicher hielte,
hier den Rahmen der klinischen Studien und die Grenzen meiner eigenen
Beobachtung nicht weiter zu verlassen.

VIERTES KAPITEL.

Pathologische Anatomie.

Wie die allgemeine progressive Paralyse, so ist auch die Katatonie eine psychische Kraukheitsform, welche für sich ohne Concurriren anderer Krankheiten häufig zum Tode führt, und es wird daher auch vielleicht bei ihr wie bei jener am chesten möglich werden, die anatomische Genesis aufzufinden. Von einer grösseren Zahl Sectionen an Katatonie Verstorbener, die ich in der ostpreussischen Provinzialanstalt Allenberg zu machen Gelegenheit hatte, theile ich einige, die mir in ausführlichen Protokollen vorliegen, hier zunächst mit.

Von den oben vorgeführten Krankengeschichten i.t der zweite Fall in der Anstalt zur Autopsie gekommen. Das Ergebniss war folgendes:

Nekroskopie zur zweiten Krankengeschichte
Section 30 St. post mortem.

Kopf dolichocephal orthognath. Ohren frei von Hämatom. Schädel sehr weiss, Nähte verstrichen, nur Lambdoidea und ein Theil der Coronaria vorhanden. Diploë normal breit und normal bluthaltig. Dura leicht vom Schädel zu trennen Sinus blutleer. Im Sichelfortsatz über der Crista ethmoidalis eine Knochenscheibe 1 Cm. im Durchmesser. Arachnoidea sehr schwach getrübt; links über der Mitte eine hirsekorngrosse dichtere Trübung; an der Basis an dem freien, vom Pons zum Chiasma sich herüberspannenden Blatte sehr stark getrübt. Kein Hydrops super- oder subarachnoidealis. Pacchionische Granulationen sehr schwach entwickelt, Meyer'sche Epithelsgranulationen ganz fehlend. Pia ziemlich normalen Blutgehalts, leicht von der Hirnoberfläche abziehbar, dabei zerreisslich, über der Med. oblongata schwärzlich gefärbt. Grosse Blutgefässe ohne Atherom. Gyri etwas schmal, Sulci an den Confluenzstellen grosse Buchten bildend. Graue Substanz blass und schmal. Weisse Substanz normal bluthaltig, Consistenz nicht abnorm, keine ödematöse Beschaffenheit. Hirnhöhlen nicht erweitert. Oberfläche in sämmtlichen, auch der vierten Hirnhöhle mit einem stark entwickelten schleimigen Belag versehen. Tapetum stark entwickelt. Thalamus opticus auf dem Durchschnitt sehr blass. Graue Substanz der Med. oblongata und spinalis sehr blass.

Brustorgane: Herz klein, Ventrikel blutleer. Aortenklappen gefenstert. Lungen beiderseits pleuritisch und tuberculös. Linke Pleura mit flüssiger und organisirter Exsudation, rechte vollständig mit den Rippen verwachsen. Linkes Lungenparenchym mit zerstreuten Knoten durchsetzt, rechte ganz dicht gefüllt ohne Knoten und Cavernen. Oedeme.

Bauchorgane: Leber normal, Milz fast um das Doppelte vergrössert nnd mit verdicktem Ueberzng, nicht morsch, nicht hart. Nieren beiderseits stark bluthaltig, links etwas geschwollen. Nebennieren normal. Gekrösdrüsen geschwollen und käsig infiltrirt. Magen normal. Darm durchweg bis zum Rectum sehr enge. Rectum weit. Ganzer Tractus bläulich-grau gefärbt, im Ilium 3 Geschwüre, eins ganz frisch, eine Erbse gross, zwei in Vernarbung begriffen mit wülstigen Rändern.

Die Krankheit hatte in diesem Falle 2½ Jahre gedauert Ich reihe hieran einen Fall mit lethalem Ausgaug schon nach 6 Monaten.

16. Fall.

Anna G. (Nachricht durch Kreiswundarzt Feller und Kreisphysicus Dr. Heinrich in Pobethen, Kr. Fischhausen), 44 J., Instmannsfrau. Mutter von 6 Kindern, war immer gesund und ohne auffallende psychische Eigenthümlichkeiten. In Folge einer über 8 Tage andauernden lebensgefährlichen Krankheit eines Kindes, um das sie sehr besorgt war und wobei sie Tage und Nächte nicht zur Ruhe kam, wurde sie 14. April von einem über 8 Tage andauernden hartnäckigen Durchfall ergriffen, nach dessen Aufhören sich eine mehrtäge Schlafsucht einstellte. Mai 14. schon wieder ziemlich wohl erhielt sie den Besuch eines Verwandten, welcher sie durch einen längeren religiösen Vortrag so aufregte, dass in Folge dessen Abends ein Tobsuchtsanfall ausbrach, der 24 Stunden dauerte. — Seitdem sind Tobsuchts- und Wuthanfälle von ein- bis mehrtägiger Dauer und gleichen Pausen aufgetreten. In letzteren ist Patientiu stumpfsinnig, ganz theilnahmslos, meist in tiefem, scheinbar durch Träume unterbrochenen Halbschlaf befanger.

Antiologie: Keine Heredität. Religiöse Aufregung bei gemüthlicher Depression und geschwächtem Körper.

19. Juli in die Anstalt aufgenommen, bietet sie auch hier einen unregelmässigen, im Ganzen ungefähr tageweisen Wechsel zwischen tobsüchtiger Agitation, und relativ freiem Bewusstseinszustand dar. In der Agitation ging sie fortwährend umher, sang häufig geistliche Lieder, zerriss ihre Kleider, verunreinigte sich, entkleidete sich, zeigte bald sehr hartnäckige, bald passive leicht überwindbaro Nahrungsverweigerung u. dgl. m. In der ruhigen Zeit war sie bald völlig, bald nur relativ schweigsam und gedankenlos, bald starr und regungslos bald maschineumässig iu gleichmässig langsamer Bewegung, die Augen gross aufgerissen, den Kopf leicht und langsam drehend, wie nach etwas suchend, oder die Hände mit gespreizten Fingern vorgestreckt. Zuweilen war sie wie aus einem Traume erwacht ziemlich klar, gab über ihre Personalien Auskunft und hatte ein Bewusstsein ihres abnormen Zustandes: „Sie sei krank im Kopfe, die Gedanken gingen ihr herum: es mag das aus Aerger über ihren Schwager gekommen sein."

Zuweilen hatte sie das Gefübl, als ob sie etwas hegangen habe, wisse aber nicht was. In den erregten Zeiten war sie stets ganz allgemein verwirrt. Die Stimmung war nie eine rein heitere.

Sie war eine ziemlich grosse, aber schwächlich gebaute Person, kam sehr abgemagert und blass in die Anstalt. Puls stets normal. In den letzten zwei Monaten litt sie häufig an katarrhalischem Durchfall uud starh, trotzdem dieser dann 14 Tage laug heseitigt hlieb, am 19. November desselhen Jahres an Marasmus.

Nekroskopie.

Kopf. Kopfhaut sehr leicht ahziehhar. Schädel sehr blass und blutarm, Schädeldach hält recht fest heim Ahziehen von der Dura und dahei ziehen sich die Gefässe lang zwischen Schädel uud Dura heraus. Dura hlutarm, Sinus vollständig hlutleer. Innere Oberfläche der Dura gauz glatt und weiss. Aracbnoidea dünn und klar, auch zwischen Pons und Chiasma nicht getrübt, dagegen zwischen Cerehellum und Ohlongata stark getrübt. Pia ziemlich stark bluthaltig, namentlich in den feinsten Gefässen, von der Gehirnoberfläche leicht und glatt ahziehhar. Suharachnoidealgewehe nirgend serös infiltrirt. Gehirn ziemlich stark bluthaltig; Rindensubstanz von mittlerer Breite, stellenweise vermehrte Gefässe zeigend, die drei Schichten sehr verwischt angedeutet, ineinander übergehend. Weisse Substanz: Blutpunkte reichlich hervortretend daneben die gauze Fläche hlass rosenroth gefleckt, gelatinenartig durchschimmernd. Seitliche Hirnhöhlen nicht erweitert, beide Hinterhörner reichen sehr weit nach hinten. Oherfläche der Thalami und Corpora striata schleimig helegt, keine Ependymgranulationen. Im linken Vorderhorn eine klcine Adhäsion der unteren Flächen. IV. Ventrikel ehenfalls stark schleimiger Belag und hier auch der Anfang von Granulatioshildung. Med. oblongata und spinalis ohne wahrnehmbare Abnormität.

Brust: Herz blutleer, normal. Lungen beide voller runder Tuberkel, rechte hinten pleuritisch adhärent.

Bauch. Ascites. Leherüberzug rechts unten verdickt. Gallenblase sehr gross und strotzend gefüllt. Milz unter mittlerer Grösse. Nicren normal. Uterus normal. Magen mit grau gefärbter schleimig helegter Oherfläche. Dünndarm stellenweise erweitert und hier sehr verdünnt und anämisch; an den anderen Stellen in der Schleimhaut injicirt und schleimig belegt; keine Geschwüre. Mesenterialdrüsen geschwollen. Dickdarm leicht katarrhalisch belegt.

Hieran schliesse sich ein Fall, der nach ca. 10 Monate langer Krankheitsdauer zur Autopsie kam.

17. Fall.

Julius P. (Nachrichten durch Dr. Grangé und Kreisphysicus Dr. Pincus in Insterburg, der weitere Verlauf in der Anstalt durch Dr. Ulrich — jetzt Secundärarzt in Neustadt-Eberswalde — beobachtet uud verzeichnet) 33 J. Steueranwärter, Sohn eines Mühlenhesitzers. Trat, nachdem er die Schreiherei erlernt, bei der Artillerie ein und, nachdem er es hier bis zum Futtermeister gehracht hatte, ging er zum Steuerfach über. Glücklich verheirathet. Körperlich kräftig und gesund. Geistig durchaus normal entwickelt. Hat im 16. Lebensjahr einen mild verlaufenden Typhus und später im Militärdienst einige Intermittensanfälle durchgemacht.

Psychonosographie. Im Sommer 1864 litt P. häufig an Kopfweh, im Winter danach erkältete er sich, litt an starken Schweissen, magerte etwas ab und war oft traurig und in sich gekehrt, weil manche seiner Kameraden beim Abgang vom Militär sofort die feste Anstellung als Grenzaufseher erhielten, er aber darauf warten musste. Bis zum 11. April 1865 hatte er seinen Dienst stets pünktlich versehen, an diesem Tage jedoch erkrankte er unter Kopfschmerz, wehmüthiger, weinerlicher Stimmung, Klagen, dass ihm der Verstand umnebelt sei, zeigte grosse Eile, ass hastig; dabei war der Schlaf ungestört, der Stuhlgang sehr träge. Er blieb still und in sich gekehrt, liess, als am 11. Mai sein Anstellungspatent kam, das Schreiben mit grosser Feierlichkeit in Gegenwart eines Zeugen öffnen, freute sich auch über die Anstellung, sprach aber nachher nie mehr davon. Ganz ebenso verfuhr er mit einem Briefe seiner Angehörigen, den ein Geschenk von 50 Thlrn. begleitete. Am 16. Mai wurde er mit seiner Familie in das Haus seines Vaters gebracht; seine Gesichtsfarbe war blühend, die Abmagerung mässig. Still und in sich gekehrt sass er da, auf Fragen gab er nur selten ganz kurze Antworten, gewöhnlich nur „ja", und „nein", doch stets in zutreffender Weise. Der Kopf war gesenkt, selten sah er den Fragenden an. Der Kopf zeigte sich kühl, die Pupillen normal, die Zunge war rein, der Stuhlgang ohne starke Abführungen ganz fehlend, die Urinentleerung erfolgte in 1—2 Tagen nur ein Mal, gewöhnlich mit dem Stuhl, ein Mal musste der Katheter angewendet werden. Zum Essen musste er stets genöthigt werden, nur Selterswasser trank er gern, der Schlaf war stets gut, der Puls ruhig und gleichmässig, höchstens 70 Schläge. Die Angehörigen unterschieden in seinem Befinden einen guten und schlimmen Tag; an dem ersten genoss er Speise, sprach mitunter auch, an dem letztern trank er nur Selterwasser, und sprach und antwortete nicht, hatte einen langsameren Puls 60—63, und zur Nacht pflegte sich Schweiss einzustellen. Später verwischte sich dieser Wechsel, und der Zustand blieb stationär. Die Stimme klang matt und gebrochen, die Muskelkräfte waren sehr vermindert, jedoch behielt der Kranke eine einmal eingenommene Lage, oder Stellung Stunden lang unverändert bei; suchte man ihn in eine andere Stellung zu bringen, setzte er Widerstand entgegen; Tage lang blieb er unbeweglich im Bett, an anderen Tagen zog er sich unaufgefordert an.

Nach Aussage der Frau soll in der letzten Zeit Stuhlgang nur auf Klystire, Urinentleerung nur mittelst des Katheters erfolgt sein; am 19. Juni habe der Kranke aus dem Mastdarm etwa 1½ Quart Blut verloren und sei dadurch sehr geschwächt.

Behandlung: Aderlass, Blutegel, Laxantien, Chinin. Später: Vesicanz im Nacken, milde und drastische Abführungen (welche letzteren ganz im Stiche liessen, während Ricinusoel noch am Meisten leistete), Chinin und Chinoidin: Alles ohne Erfolg.

P., in die Anstalt aufgenommen am 27. Juni 1865, ist kräftig gebaut, die Wangen sind leicht geröthet, die übrige Gesichtshaut bleich mit gelblichem Anflug; mit gesenktem Kopf in schlaffer Haltung steht er in der Mitte der

Stube, sieht den Fragenden einen Augenblick an und schlägt den Blick dann
wieder nieder, auf Fragen erfolgt keine Antwort; er lässt sich willig
zum Fenster führen, kehrt dann aber in die Mitte der Stube zurück, die
Pupillen zeigen keine Abnormität, der Puls ist klein, leicht zusammendrückbar,
128 in der Minute. Den Urin lässt er in die Hosen geben. Abends muss
er zu Tische geführt und gefüttert, beim Zubettegehen theilweise entkleidet
werden.

Juni 28: In der Nacht soll P. mehrfach mit den Zähnen geknirscht
haben, er verweigert jede Annahme von Nahrung und setzt Fütterungs-
versuchen nicht nur passiven, sondern auch activen Widerstand entgegen; er spricht den ganzen Tag kein Wort, beantwortet keine Frage und
nur des Abends, als man ihn füttern will, sagt er unwillig „lassen Sie mich
zufrieden, ich mag nicht essen.‟ Fast regungslos liegt er im Bette, nur sein
Blick zeigt, dass er das um ihn her Vorgehende wohl wahrnimmt, ja
sogar beobachtet. Die Radialarterie ist des Morgens gespannt von mässigem Umfang, der Anschlag der Blutwelle schnell und ziemlich kräftig, etwa
100 Mal in der Minute: Abends ist der Puls weicher, weniger kurz, 96. Eine
körperliche Untersuchung, namentlich der Blasengegend, die sehr aufgetrieben
scheint, wehrt der Kranke passiv und activ ab; Abends lässt er den Urin
ziemlich reichlich unter sich geben.

Juni 29: P. liegt auch heute im Bette, Morgens lässt er wieder Urin
und etwas Koth unter sich geben; beim Frühstück lässt er sich füttern; auf
die Fragen, ob er Schmerz beim Schlucken habe, und ob er nicht Schmerz
in der aufgetriebenen Blasengegend verspüre, antwortet er mit „nein‟, zu
allen übrigen schweigt er. Mittags wehrt er das Füttern wieder ab; beim
Vesper sagt er: „essen will ich nicht, aber ich habe grossen Durst‟, und lässt
sich willig 2 Becher voll Kaffe einfüllen. Der Puls Morgens 96 mässig voll,
ist Abends 84, leicht zusammendrückbar, der Kopf kühl, die Haut mässig
warm. Um vom Gehirn abzuleiten, wird die Setzung eines Haarseils im Nacken
beliebt; der Kranke, der die Aufforderung, sich dies gutwillig gefallen zu
lassen, sehr wohl zu verstehen scheint, denn für sein relativ klares Bewusstsein spricht das Herausstrecken der Zunge auf die erste Aufforderung (dieselbe wird mit geringer Abweichung nach links hervorgestreckt und zeigt
einen leichten schleimigen Belag), sträubt sich dabei so gewaltig, dass 3 Wärter
erforderlich sind, um seinen Widerstand zu überwinden, und dass die Zwangs-
jacke angelegt werden musste; kein Laut kam dabei über seine Lippen, nur
ein Mal liess er ein dumpfes Stöhnen hören.

Juni 30: Soll sich Nachts viel herumgeworfen, und mit den Zähnen geknirscht haben. Lässt sich bereitwillig füttern, spricht jedoch
kein Wort. Nachmittags lässt er Koth und Urin reichlich ins Bett, ebenso
des Nachts. Puls der Abends und des Morgens 96.

Juli 1: Hat sich in der Nacht das Haarseil herausgerissen; isst heute
selbst und verzehrt fast die ganze Portion; bedient sich bei zweimaliger Ent-
leerung von Urin des Nachtgeschirres; zum Sprechen ist er nicht zu bewegen; P. Abends 92, mässig voll.

Juli 2: Hat in der Nacht mehrere Male Stuhlgang gehabt, den er aus
dem Bette aufstehend theilweise ins Zimmer lässt. Morgens fängt er dabei
an zu sprechen und zwar so, als ob er sich zu Hause glaube: „Was ist denn

das, ich habe mich ja verunreinigt; Frau, schicke mir doch die Marjell." Den
ganzen Tag über ist er zu dem einen Mitkranken ganz gesprächig,
erzählt aus seinem Leben, auch dass er, bevor er zum Militär eingetreten,
„Tütehendreher" gewesen sei, macht seine Bemerkungen über die im Corridor
gehenden Augenkranken „sieh, da geht schon wieder ein Blinder u. s. w.",
den Aerzten gegenüber ist er sehr einsilbig. — Haben Sie Kopfschmerz? „Ja." Wo? „Hier" (deutet auf die Stirn). Haben Sie Schmerz beim
Schlucken? „Nein." Wird Ihnen das Sprechen schwer? „Ja". —
Weiteres ist aus ihm nicht herauszubekommen. Die Stimme klingt eigenthümlich rauh, ähnlich wie bei starker Mandelanschwellung, Puls Abends 96
mässig voll.

Juli 3: P. ist heute Morgen wieder völlig stumm. Puls 90—100. Mittags
hat er wenig gegessen. Abends hat er in beiden Armen ein leichtes
aber andauerndes Zittern, so dass ein deutliches Fühlen und Zählen
des Pulses zur Unmöglichkeit wird. (Ein ähnliches Zittern hätte er am
28. v. Mts., doch trat es damals nur in Zwischenräumen von etwa ¼ Minute
auf, hielt einige Secunden an und war jedes Mal mit einer geringen Pronation
der Vorderarme verbunden). Er erwidert den Gruss des eintretenden Arztes,
seine Sprache klingt dabei rauh und schwerfällig; auf die Frage, ob ihm das
Sprechen schwer falle, sagt er: „Ja, die Maschine, die in mir arbeitet,
kommt so weit in die Höhe." Welche Maschine? „die, in der ich liege."
Sie liegen ja in einem Bette, und nicht in einer Maschine. „Nein, Herr
Doctor, Sie können mir glauben, es ist eine Maschine, ich fühle ja, wie sie
in mir arbeitet, ich fühle ja den Schmerz in der Brust". — „Ich habe den
Schmerz nicht immer, nur wenn die Maschine arbeitet, Sie können sich selbst
überzeugen." Schlägt die Bettdecke zurück, beugt die Beine im Hüft- und
Kniegelenk, schiebt sich das Hemde bis unter die Arme in die Höhe: „So
Herr Docter, nun passen Sie nur auf, noch habe ich den Schmerz nicht —
aber nun kommt er." Nach Behauptung des Kranken ist der Schmerz haupt-
sächlich in der Brust, aber auch im Unterleib, und wird durch Druck vermehrt, doch ist in den Gesichtszügen dabei keine entsprechende Veränderung
zu bemerken. In den Armen und Beinen habe er keinen Schmerz, auch bei
Druck nicht; ebensowenig im Kopf, nur in dem Nacken von dem Haarseil.
„Nur weil die Maschine so in mir arbeitet, kann ich nicht recht
sprechen". „Weil die Maschine so arbeitet, muss ich mich verunrei-
nigen" — „Nur weil die Maschine so arbeitet, kann ich nicht aufstehen" —
„Die anderen Kranken liegen auch in solchen Betten, die müssen das gewiss
auch fühlen" — „Ich kann es wirklich nicht begreifen, aber es ist so" —
„In jedem Bett, in dem ich gelegen habe, habe ich die Schmerzen gefühlt" —
„Zur Bienenzucht taugt die Maschine nicht" — „das ist eben das Schlimme,
mein Vater ist Bienenzüchter" — „Ich weiss wahrhaftig nicht, wo ich bin" —
„Was wird aus meiner Frau und meinen Kindern werden?" — Bezahlt mein
Vater auch Alles für mich?" — Fasst schliesslich krampfhaft die Hand des
Arztes und will diesen gar nicht von sich lassen — „Bleiben Sie bei mir Herr
Doctor und verlassen Sie mich nicht." Isst zu Abend fast alles auf, spricht
noch einige Worte von seiner Frau und seinen Kindern und scheint dann zu
schlafen. Um Mitternacht steht er auf und geht im Zimmer umher, spricht
auch; ins Bett gebracht steht er nach einiger Zeit wieder auf und will hinaus

Um 2½ Uhr Morgens wieder ins Bett gebracht, verhält er sich ruhig; ein Mitkranker nur hört ihn einige Male stöhnen, um 3 Uhr ist er todt.

Nekroskopie 28 h. p. m.

A e u s s e r e s: Ziemlich bedeutende Abmagerung des Körpers im Widerspruch mit dem Aussehen des Gesichts. Hautfarbe bleich. Todtenflecke vorne nicht vorhanden. Kopfhaar vorne spärlich.

K o p f umfangreich. Kopfschwarte haftet stark am Schädel. Schädeldach mit Nähten und sehr dickem Knochen, Blutgehalt gering, Befestigung mit der dura mater leicht trennbar.

D u r a äusserlich blass, Blutleiter etwas abgeflacht und im Innern mit einem sehr consistenten, speckigen (weiss und faserstoffig) Gerinnsel, welches gleichmässig durch den ganzen Blutleiter ausgedehnt ist und in alle abgehenden Gefässe gleichmässig fest hineinragt. Nur in dem linken Transversalsinus ist in seinem nach unten gerichteten Theile dunkelrothes, halbgeronnenes Blut vorhanden. Innenfläche der Dura normal. Wassergehalt der Dura etwas vermehrt.

A r a c h n o i d e a stark diffus getrübt und an mehreren Confluenzstellen der Gehirnsulci mit weisslichen, hirsekorngrossen Verdichtungen. Das zwischen Pons und Chiasma befindliche freie Stück der Arachnoidea ist stark entwickelt und darunter in einiger Entfernung zwischen diesem Blatt und den Nerventheilen noch ein besonderes mehrfach durchlöchertes maschiges Blatt vorhanden. Zwischen Cerebellum und Oblongata schwache Trübung. Epitelsgranulationen kaum spurweise angedeutet. Pacchion. Granulat. nicht sehr zahlreich. Subarachnoidealgewebe nicht serös geschwellt. Blutgehalt der Piagefässe sehr vermindert. Das Gefässnetz über den Gehirnwindungen ist nur an einzelnen wenigen Stellen des oberen Umfangs einigermassen vollständig injicirt, an den meisten übrigen Stellen ganz fehlend und nur über der Basis ordentlich vorhanden. Von den Venenstämmen ist nur ein grösserer (der mittlere) Ast mit dunkelblaurothem Blute gefüllt, alle übrigen leer. Die Adhärenz der Gehirnoberfläche ist nur an dem oberen Umfange beiderseitiger Stirnlappen so vermehrt, dass Gehirnpartikel mitgerissen werden, auf allen übrigen Stellen lässt sich die Pia ganz glatt abziehen.

G e h i r n: An den Windungen lässt sich an mehreren Stellen ein Herabsinken der Oberfläche unter das Niveau der umliegenden Stellen in ziemlich bedeutendem Grade constatiren. Die graue Substanz ist von aussen gesehen wie auf dem Durchschnitt auffallend blass, die Breite an einzelnen Stellen etwas verringert. Blutgehalt der grauen Substanz ganz verschwindend, der weissen Substanz normal. Auf dem Durchschnitt zeigt die weisse Substanz einen Glanz von wässeriger Durchfeuchtung. Derselbe bietet sich auf dem Durchschnitt der grossen Ganglienkörper dar. Hirnhöhlen nicht erweitert mit mässigem Serumgehalt. Stria cornea sehr deutlich entwickelt und sind in ihrer Nähe die Ependymgranulationen klein aber ziemlich deutlich entwickelt, an den übrigen Stellen nur spurweise vorhanden. In den Vorderhörnern der Seitenventrikel ist im Verlaufe der vorderen unteren Kante an mehreren Stellen eine zum Theil brückenartige Verwachsung der gegenüberliegenden Flächen (so dass man zum Theil unter ihnen mit der Messerspitze weggehen kann). Gefässinjectionen scheinen an diesen Stellen (mit einer Ausnahme) nicht vorhanden. Das Velum choroideale ist scheinbar sehr stark entwickelt, an den Glomi choroidei ist jederseits eine grössere Hydatide. Pons, Cerchellum, Medulla oblongat, his auf die seröse Durchfeuchtung normal. Blutgefässe ohne Atheromhildungen. Brust: Herz ziemlich gross, fettreich, Muskelsuhstanz blass, welk, Höhlen mit Gerinnseln. Aortensemilunarklappen gefenstert. Aorta: Innenoherfläche sehr unebeu, an einer Stelle eiue üher 1''' hohe und ca. ³⁄₄'' lange, ³⁄₈'' hreite Auflagerung. An drei Stellen sind die Oberflächen der Auflagerungen im Umfange einer Linse zerfasert und mit feinen Blutgerinnseln bedeckt. Im Herzbeutel etwas vermehrtes Serum. Lungen heiderseits blass, oedematös und emphysematös.

Bauch: Das ganze Peritonaeum, sowohl das parietale, als das viscerale his auf den Magenüberzug ist mit eitrig-schleimigen und zum Theil festerеu schmutzig gelblichen Massen hedeckt und enthält in seiner Höhle ca. 1 Pfund ziemlich geruchloser, eitrig trüher Flüssigkeit. Leher sehr dick helegt; Milz ehenso; in ihrer Grösse und Consistenz normal. Magen stark ausgedehnt, übrigens normal, enthält eine grosse Menge gelhlicher Flüssigkeit und Speisereste. Dünn- und Dickdarm mit dicken Belegen, ebenso Netz und Mesenterium. Das Colon descendens ist an seinem unteren Ende nehst dem Rectum unter dem Belage mit reichlichen Gefässinjectionen versehen; in ähnlicher Weise verhält sich eiu kleines Dünndarmstück neben der Bauhinischen Klappe. Innerhalb des kleinen Beckens ist der Peritonàalhelag hesonders mächtig und das Peritonäum entzündlich injicirt. Zwischen Rectum und Blase dehnt sich von einer Seite zur andern eine membranöse Scheidewand aus, die zum Theil aus organisirten Exsudaten besteht und an den Räudern mit dicken drüsigen entzündlich injicirten Massen zusammenhängt. Der linke Psoas ist zum Theil jauchig erweicht, da wo er mit den ührigen Exsudatmassen zusammenstusst; darunter erscheint er iu seiner ganzeu Ausdehnung normal. Grosse Blutgefässstämme und Wirheloherfläche erscheinen oherflächlich intact. — Die Blasenwand ist sehr verdickt (circa ¹⁄₂'' dick); die Schleimhaut entzündlich injicirt, in der contrahirten Blase eine geringe (ca. 45 Gr.) Menge eiutriger Flüssigkeit. Niere links geschwollen und stark injicirt, rechts normal roth und mit stark eitrigem Inhalt des Nierenheckens.

Ein Fall, der nach circa zweijähriger Dauer der Krankheit zur Autopsie kam, ist der folgende.

18. Fall.

Friedrich August St. (Nachr durch Kreisph. Dr. Weitzenmüller in Braunsberg) Student der Theologie, 26 J., Sohn eines Tagelohners und heiderseits gesunder Eltern. Sehr ruhigen Temperaments, lebte sehr häuslich. Wegen seines Fleisses und seiuer Talente durch den Pfarrer seines Dorfes zur höheren Schulbildung geleitet, widmete er sich dem Studium der Theologie und suchte sich durch sehr anstrengenden Privatunterricht auf der Universität zu erhalten. In den Ferien hlieben die Einnahmen aus und gerieth er in grosse Noth, hatte Hunger zu leiden.

Nachdem er 2 Jahre studirt hatte, erlitt er im Wintersemester 1863 zu

64 während des Collegs einen Krampfanfall, wurde deshalb vorläufig ins Carcer und dann ins städtische Krankenhaus gebracht. Hier ist er an „Nervenkrämpfen" behandelt worden und dann zu seiner Mutter nach Hause geschickt worden (Mai 64). Diese bemerkte von Anfang sogleich eine seltsame Stille und Furcht. Mehrere Wochen sass er ohne jemals sich körperliche Bewegung zu machen in einem Winkel des ärmlichen Stübchens ganz apathisch, ohne jemals ein Buch zur Hand zu nehmen oder sich sonst zu beschäftigen. Gesichtsfarbe bleich, zuweilen mit scharf umschriebener Röthe wechselnd. Kopf ist stets zur Brust geneigt, Augen nur momentan geöffnet und dann scheu zur Seite gewandt. `Auf die an ihn gerichteten Fragen erfolgt meist keine, nach vielem Zureden etc. aber nur eine einsilbige leise Antwort. —

A e t i o l o g i e. Keine Heredität. Gänzlich verlornes Selbstvertrauen und die dunkle Vorstellung, sein Lebensziel nicht verfolgen zu können, sind die alleinigen Ursachen (die mehrjährigen Entbehrungen mit ihren Consequenzen für die Körperernährung dürften nicht von geringem Belange gewesen sein).

10. September 1864 in die Anstalt Allenberg aufgenommen. Zeigte bei kleinem schwächlichem Körper, sehr herabgesetztem Ernährungszustand das Bild schlaffer Attonität: Regungslosigkeit ohne Spannung, grosse Wortkargheit. Handtirt wenn er gefragt wird an den Knöpfen etc. herum, muss häufig gefüttert werden, oder isst nur, wenn die Thür geschlossen wird und niemand in seinem Zimmer ist, widerstrebt Orts- und Lageveränderungen seines Körpers, zeigt einige Haltungsstarre der Oberextremitäten. Nasentropfen. Nach Abheilung eines Gesichtserysipelas geräth er vorübergehend in Tobsucht, kehrt dann wieder zur apathischen Attonität zurück, wird dann wieder ohne erkennbares extracerebrales Leiden bettlägerig, zeigt nun Opisthotonus-artige Spannungen ohne Fieber, isst wenig und stirbt an Erschöpfung. (2. März 1866).

Nekroskopie.

31 St. post mortem. Abgemagerte Leiche, Todtenflecke am Rücken. Abdomen bläulich-grün.

K o p f. Beim Oeffnen fliesst ca. 4 Unzen Blut aus dem Schädel. Schädel leicht von der Dura zu trennen. Schädel normal. Sinus longitud. enthält ein grosses speckiges und gefärbtes Gerinnsel. Dura normal bis auf die Stirngegend; hier an einigen erbsengrossen Stellen mit der Arachnoidea recht fest verklebt. Cerebrospinal-Flüssigkeit im Cavum Durae nicht vermehrt. Arachnoidea stark getrübt, Epithelsgranulationen fein punktig erkennbar. Pacchionische Granulationen nicht vermehrt. Die Trübung der Arachnoidea ist namentlich stark in einem Streifen neben der Mittellinie der Convexität und an den mit der Dura verklebten Stellen, in der Stirngegend finden sich in der Arachnoidea mehrere dünne Knochenplättchen. Links 2 Plättchen enge neben einander in einer Linie, unter welcher entlang eine grössere Vene verläuft; beide Platten zusammen etwa ¾ Zoll im Quadrat. Rechts drei Plättchen jede von der Grösse einer grauen Erbse und durch ebenso grosse Zwischenräume von einander getrennt. An der Unterfläche des`Gehirns ist die Trübung geringer. Zwischen Pons und· Chiasma an dem freien` Blatte der Arachnoidea ist sie wieder stärker, während sie hinter dem 4. Ventrikel wieder schwach ist. Ueber dem kleinen Gehirn keine Trübung. Pia recht stark injicirt in den grösseren Gefässen, das feinste Gefässnetz aber nur angedeutet. Ueber dem kleinen

Gehirn ist auch das grobere Gefässnetz nur schwach injicirt. Adharenz zur Gehirnoberfläche nirgend abnorm. Gehirn im Ganzen weich. Rindensubstanz in allen Schichten etwas blass, zeigt aber feine Gefässstreifen. Weisse Substanz ziemlich zahlreiche Blutpunkte. Weiche Consistenz, wässriger Schein. Hirnhöhlen nach hinten weit und lang mit sehr entwickeltem Relief; die Flüssigkeit etwas vermehrt. Oberfläche der Ventrikel mit schleimig erweichtem und verdicktem Ependym, die darunter liegenden Hirnschichten und der Fornix sehr weich; fast zerfliesslich. Die grossen Gefässe der Ventrikeloberfläche beiderseits stärker als normal injicirt. Durchschnitt der Ganglienkörper sehr blass. Kleinhirn, Med. oblong. und spinalis ohne erkennbare Veränderung.

Brust: Herzbeutel hydropisch, Herz schlaff. In den Ventrikeln speckige und rothe Gerinnsel, Aortenklappen sämmtlich gross gefenstert. Lungen beide adhärent und mit cruden und erweichten Tuberkeln erfüllt, links in grosserem Umfange in der Spitze, wo eine 1½ Zoll weite Caverne sich befindet, rechts mehrere kleine Cavernen.

Bauch: Leber an sich normal mit Exsudatgerinnseln bedeckt. Milz nicht vergrössert, ebenfalls Gerinnungen auf dem Ueberzug. Nieren blass. Pancreas normal Darm stark ausgedehnt, Colon descendens nicht verlängert, an verschiedenen Stellen der dicken und dünnen Gedärme starke Gefässinjection; an sieben Stellen des Dünndarms in der Gegend der Peyerschen Plaques tuberculöse Geschwürchen in grosser Zahl, die zum Theil die Darmwand bis auf die Serosa durchbohrt haben. Am Coecum. befinden sich umfänglichere Infiltrationen der Schleimhaut, am Colon adscendens mehrere dergleichen, Mesenterialdrüsen geschwellt, nicht sichtbar infiltrirt. Magen im Fundus injicirt enthält Spulwürmer wie der Darm.

19. Beobachtung.

Wilhelmine H. (Nachrichten durch Kreisphysicus Dr. Pianka in Goldapp) 26 J. alt. Dieser Fall bot intra vitam den gewöhnlichen Verlauf durch ein Stadium der Melancholie und der Tobsucht dar und zeichnete sich durch das Vorwalten negativer Willensthätigkeit aus (eigensinniges Wesen, Widerspruch in Worten und Handlungen). In der Diagnose wurde er ausser durch einen epileptiformen Krampfanfall auch durch die Vorliebe für zusammengekauerte Stellungen, apathisch-starre Regungslosigkeit und verdrossene Schweigsamkeit gesichert. Nach 28 Monate dauernder Krankheit und dem an Tuberculose der Lungen und des Darms erfolgten Tode ergab er folgendes Sectionsresultat.

Nekroskopie 22 h. p. m.

Aeusseres: Bleiche, zarte Haut, Unterschenkel oedematös, Decubitus.

Kopf: Schädel dicht, aber mässig dick, leicht, Nähte gut zu verfolgen. Tiefe Eindrücke pacchion. Granulat.; doch leicht von der Dura abzuziehen. Dura bleich, Blutleiter ganz leer. Wenig Serum über der Arachnoidea. Arachn. ziemlich stark, aber ganz diffus getrübt. Epitelsgranul. sehr dicht und deutlich entwickelt, aber nicht gerade die einzelnen Granula besonders gross. Subarachnoidealräume stark serös infiltrirt. Freies Arachnoidealblatt (zwischen Pons und Chiasma) etwas getrübt und verdickt. Pia mater ziemlich stark bluthaltig; feines hellroth gefärbtes Gefässnetz leicht von dem Gehirn und glatt abziehbar.

Brust- und Bauchorgane: Objecte einer sehr verbreiteten und weit vorgeschrittenen Tuberculose (unter den geschwollenen Gekrösdrüsen von der Grösse zweier aneinanderhängender Hühnereier, am linken breiten Mutterband 2 haselnussgrosse Hydatiden — ohne dass ihnen entsprechende Reflex-Wahnvorstellungen beobachtet worden sind). —

20. Beobachtung.

Gottliebe J. (Nachricht durch Kreisphysicus Dr. Hecht in Neidenburg) 40 J. alt, Käthnerfrau. Soll als Kind öfters an epileptischen Krämpfen gelitten haben, war die letzten Jahre dem Branntweintrinken ergeben. Körperconstitution schwächlich. Seit circa 3 Jahren gab sich eine grosse Gereiztheit und Gemüthsüberspannung durch beunruhigende Träume kund, welchen Patientin eine besondere Wichtigkeit beilegte und sie daher, wo sie nur Gelegenheit fand, erzählte. Die Träume erhielten schliesslich die auch wach sie beherrschende Gestalt, sie werde vom Teufel besessen, und ging sie nun wenigstens ein Mal wöchentlich zur Beichte. In einer Nacht brach dann vollständiger Wahnsinn aus, indem sie ganz verwirrt, zum Theil ganz unverständliche Worte sprach und in der Stube herumsprang und tanzte. Ausser dem Wahn, vom Teufel besessen zu sein, kam es später auch zu anderen Wahnideen (sie sei 5½ Jahre alt), zu grosser Verwirrung, Neigung zu obscönen Liedern und Redensarten, unmotivirtem Lachen, Zerstörungssucht und zuweilen Schweigsamkeit.

August 1864 in die Anstalt aufgenommen. Allgemeine Verwirrung mit Aufregung mit geringen Pausen, in welchen sie apathisch ruhig war, anhaltend bis zu dem am 28. December 1865 an Peritonitis erfolgten Tode. Besonders hervortretend war nur das Symptom zeitweiser Verbigeration (monotone Wiederholung grösstentheils unarticulirter Laute) der veränderten Stimme und Sprechweise (Sprechen und Singen bei zusammengekniffenen Zähnen, oder bei Verschluss des Mundes mit den Händen Brummen und Summen) und der choreiformen Bewegungen: Läuft zeitweise stereotyp hin und her, bewegt die Hände kreisförmig vor der Brust, geht um Personen rund herum, oder geht für sich im Kreise, oder dreht sich auf einer Stelle kreisend herum, oder dreht die Teller, oder Fleischstücke vor dem Verzehren kreisförmig herum und dergleichen Drehbewegungen mehr.

Nekroskopie Nm. 38 h. p. m.

Sehr abgemagerte Leiche, untere Extremitäten ödematös geschwollen· Leichenstarre.

Kopf: Kopfhaut sehr dünn. Schädel ziemlich stark. Stirnparthie schmal, Dura fest gewachsen. Im sin. longit. nur sehr wenig dünnflüssiges Blut. Blutgehalt nicht ungewöhnlich. Innenfläche auf der linken Seite mit einem dünnen hautartigen Belag versehen, der an einigen Stellen von geringen Mengen fleckenartig ausgebreiteten Cruors bedeckt ist. Am Stirnlappen war auch an der Basis der Belag, im Mittellappen nur seitlich und oben. Hinterlappen frei.

Arachnoidea ohne Epitelsgranulationen leicht, gleichmässig getrübt. An der Basis nur an der Fossa Sylvii Trübung und hier ziemlich stark (stärker als an der Convexität); das freie Blatt zum Pons und Chiasma in einzelnen Zügen getrübt und verdickt, in seiner Flächenausdehnung nur klein. Das freie Blatt hinter dem vierten Ventrikel nicht verdickt, nicht getrübt; kein Subarachnoidealhydrops. Pia normal blutbaltig (vielleicht ein wenig verringerter Blutgehalt) Adhärenz zum Gehirn überall normal.

Gehirn: Windungen ziemlich zahlreich. Graue Substanz eigenthümlich grau-gelblich gefärbt. Der von dem Blutgehalt herrührende Antheil der Färbung scheint vermindert; verschiedene Schichten nicht zu erkennen, Breite etwas verschmälert, aber nicht stark; Blutgefäss-Streifen nicht zu erkennen. Weisse Substanz ziemlich viele, aber nur feine Blutpünktchen auf dem Durchschnitt. Glanz etwas eigenthümlich, gewissermassen ein Mittelding zwischen Fett und Wasserglanz. Consistenz normal und gleichmässig. Höhlenoberfläche ohne Granulationen, das Ependym aber in der Gegend des hinteren Endes der Striae corneae eigenthümlich weisslich trübe und dadurch von der darunterliegenden grauen Substanz markirt sich absondernd. Wassergehalt der Höhlen nicht vermehrt. Hinterhörner beiderseits gleich, von mittlerer Länge. Plexus normal. Graue Grossganglienssubstanz, wie die Rindensubstanz etwas gelbgrau und dabei blass. Kleines Gehirn und Brücke und Medulla normal. Schwarze Substanz sehr dunkel gefärbt, von geringem Umfang.

Brust: Herzbeutel hydropisch. Herz klein, sehr dunkle Muskelfarbe. Im linken Ventrikel ziemlich viel geronnener Cruor. Kein Faserstoff. Uebrigens normale Lungen, beiderseits etwas adhärent und Pleurahöhlen mit Serum erfüllt. Auf der linken Lunge ist in der Mitte ihrer Länge ein Wulst von sehr hydropischem Bindegewebe wie ein querer Gürtel über die äussere Fläche ausgebreitet. Lungengewebe normal.

Bauch: Bauchhöhle nicht eingesunken und von einer grossen Menge milchigtrüber Flüssigkeit erfüllt. Leber an der Oberfläche mit dem Zwerchfelle verwachsen; nicht vergrössert, oder verkleinert, dunkles Gewebe. Milz ebenfalls mit den umgebenden Peritoneal-Theilen verwachsen und sehr verdickter Kapsel, etwas verkleinert. Gewebe scheinbar normal. Gedärme nicht aufgetrieben und ziemlich gleichmässig im Caliber. Dünndarm ziemlich blass, die Schlingen vielfach aneinander gelöthet, ohne erkennbare Entzündungsspuren. Im Innern befinden sich einige Spulwürmer und nur an einer Stelle ist die Schleimhaut stark injicirt und mit einem Geschwür versehen, das noch nicht verheilt ist, während an mehreren anderen Stellen, die Peyerschen Plaques zu entsprechen scheinen, Substanzverluste markirt sind, ohne dass im übrigen die Umgebung verändert ist (Verdünnung der Schleimhaut in Flecken von $3/4$—$1''$ Länge und $1/1$—$3/8''$ Breite). Dickdarm sieht äusserlich ein wenig grau gefärbt aus, und die Schleimhaut ist in ihrer ganzen Ausdehnung schiefergrau gefärbt.

Geschlechtsorgane: Starke Senkung des Uterus mit Prolapsus vaginae. Uterus etwas vergrössert und blass. Die Tuben sind beiderseits so aus ihrer normalen Lage gebracht, dass sie sich über der Mitte des Hinterrandes vom Uteruskörper berühren und hier mit dem Uteruskörper verlöthet sind. An dieser Stelle ist ein kleiner haselnuss-grosser Balg, der bläulich aussieht und eine sandgelbe schmalzartig weiche Masse enthält, die auf Druck nach dem

Platzen des Balges hervorquillt. An einer anderen Stelle quoll eine glasige
weisse schleimige Masse hervor. Die Eierstöcke liegen dicht neben dem Uteruskörper. Die Franzen, oder auch nur die Bauchöffnungen der Tuben sind
nicht zu finden.

Nieren: beiderseits, aber namentlich rechts verkleinert, granulös uneben
Ueberzug nicht glatt trennbar, Durchschnitt blutreich, uneben, Corticalsubstanz
schmal. Pyramiden nicht streifig.

Magen: wulstige, schleimig belegte Innenfläche.

Endlich theile ich noch die Section eines Falles mit, der nach
7jähriger Dauer der Krankheit mit Tode abging. Intra vitam hatte
sich derselbe durch wiederholtes Auftreten tobsüchtiger Erregung im
Stadium der Entwickelung und durch sehr entwickelte Flexibilitas
cerea und Verbigeration in der mehrjährigen Attonitäts-Periode ausgezeichnet.

21. Fall: Nekroskopie.

Kopf: Dura vorn stark gefaltet (Atrophie des Gehirns), Arachnoidea auf
der Convexität schwach getrübt, nur an einer Stelle um die pacchionischen
Granulationen etwas stärker getrübt. An der Spitze der unteren Gehirnlappen war die Arachnoidea durch eine schleimig filzige Masse an die Dura
geheftet. Das freie Blatt der Arachnoidea zwischen Pons und Chiasma verdickt. Pia normal blutbaltig, kein Hydrops externus. Gehirn klein, von vermehrter Resistenz, blutarm. Innere Oberfläche in der ganzen Ausdehnung
mit kleinen ungefähr hirsekorngrossen, glänzenden Granulationen versehen.
Wenig Serum.

Brust: Lungen beiderseitig adhärent und tuberculose Cavernen enthal-
tend. Herz sehr klein. Aorta beginnende ateromatöse Entartung.

Bauch: Leber, Milz und Nieren normal. Kein Ascites. Geringes oedema
pedum.

Ganze Leiche sehr abgemagert.

Stellen wir die Hauptresultate der mitgetheilten Sections-Berichte
zusammen, so empfiehlt es sich dabei die verschiedene Dauer, welche
die Krankheit bis zum Tode erreicht hat, zu berücksichtigen. Wir
haben der Reihe nach eine Krankheitsdauer von 6, 14, 28 Monaten und
von $4\frac{1}{2}$, 6 und 7 Jahren, nämlich

I: 6 Monate in der 16. Beobachtung (Anna G.),

II: 16 Monate in der 17. Beobachtung (Julius P.),

III: 26 Monate in der 18. Beobachtung (Friedrich St.),

IV: 28 Monate in der 19. Beobachtung (Wilhelmine H.),

V· $4\frac{1}{2}$ Jahre in der 20. Beobachtung (Gottliebe J.),

VI: 6 Jahre in der 2. Beobachtung (Julius G.),

VII: 7 Jahre in der 21. Beobachtung.

Beginnen wir mit dem Hauptorgan, dem Gehirn, und seinem innersten Theile, so finden wir in zwei Fällen von kürzerer Dauer (I, III) und in einem von längerer (VI) die Oberfläche der Hirnhöhlen in grosser Ausdehnung mit einem schleimigen Belag versehen, während in den drei demnächst jüngeren Fällen (II, IV, V) diese Wucherung der Ependymsubstanz nur in der Gegend der Stria cornea ausgesprochen ist. Dabei ist in den 2 jüngsten Fällen bereits der Beginn einer Entwickelung der bekannten Ependymgranulationen zu beobachten (im 4. Ventrikel bei I, in der Nähe der Stria cornea bei II) und in dem ältesten Falle (VII) ist die ganze Oberfläche der Hirnhöhlen mit kleinen glänzenden Granulationen bedeckt. Ferner ist in den beiden jüngsten Fällen in den Vorderhörnern eine stellweise Verwachsung der Seitenwände notirt, im 2. Falle namentlich sehr bedeutend entwickelt, wo zugleich die Gefässhaut (Velum choroideale) stärker als gewöhnlich ausgebildet ist, während im dritten Falle die stärkere Blutfülle der durch die Höhlen verlaufenden Gefässe hervorzuheben ist. Die Hirnhöhlen sind in keinem Falle bedeutend erweitert, nur in einem Falle (IV) ist eine geringe Erweiterung im Allgemeinen angegeben und in 2 jüngeren Fällen (I, III) ist von den Hinterhörnern bemerkt, dass sie weit nach hinten reichten, was bekanntlich individuellen Schwankungen unterworfen ist.

Es ist nicht schwer diese Thatsachen zu combiniren und als Theilerscheinungen eines Prozesses aufzufassen. Schon Virchow*) betrachtet die Granulationen als Verdickungen des Ependym, welche ihre Entstehung einem faserstoffigen Exsudat in das Gewebe des Ependyms verdanken." „Sie bestehen aus derselben Bindesubstanz, wie das Ependyma selbst, nur dass sie fester, dichter und zäher sind." Die mitgetheilten Befunde stellen eine continuirliche Reihe für diesen Prozess dar. In den jüngeren Fällen sehen wir das massenhafte, schleimigweiche Exsudat, in dem ältesten Falle die Organisation desselben zu festeren und geformten Gebilden. Je nachdem dieser Prozess mehr oder weniger schnell und energisch vor sich geht, finden sich schon in jüngeren Fällen die Anfänge der letzten Stadien oder aber selbst in weniger jungen Fällen nur lokale Anfänge dieses Prozesses. Wie Virchow schon hervorhebt, kommen diese Bildungen ohne Vermehrung der wässerigen Flüssigkeit in den Ventrikeln vor, im Gegentheil scheinen sie dem bei der späteren Atrophie des Gehirngewebes entstehenden Zuge nach aussen zur Erweiterung der Hirnhöhlen einen

---

*) Virchow: Ueber das granulirte Aussehen der Gehirnventrikel. Ztschr. f. Psychiatrie 1846, III. 242.

gewissen Widerstand entgegen zu setzen, der gerade hinreicht, eine
Erweiterung der Hirnhöhlen mit Vermehrung des Höhlenwassers, wie
sie bei anderen Formen von Seelenstöruugen so häufig beobachtet wird,
hier nicht zu Stande kommen zu lassen.

Die Gehirnmasse findet sich in den meisten Fällen von nicht ab-
normer Consistenz, nur in einem Falle (III) wird eine grössere Weich-
heit namentlich der Centralgebilde angegeben und in dem durch seine
lange Krankheitsdauer ausgezeichneten Falle (VII) ist eine vermehrte
Resistenz des gesammten Gehirns bemerkt (bei einem Lebensalter von
36 J.). Dabei ist das optische Verhalten der weissen Gehirnmassen
auf Durchschnitten in den jüngeren Fällen eigenthümlich mattglänzend
und durchschimmernd, wie es einer wässrigen Durchtränkung entspricht,
während davon in den beiden ältesten Fällen (VI und VII) nichts
bemerkt ist. Der Blutgehalt der Gehirnmassen ist in 2 jüngeren
Fällen (I und III) eher etwas vermehrt, im ältesten Falle (VII) entschieden vermindert, während er in den übrigen Fällen normal oder
nur wenig abnorm erscheint. In Betreff des Umfanges des Gehirns
findet sich von dem ältesten Falle eine Verkleinerung des ganzen Gehirns angegeben, während die meisten jüngeren Fälle keine Verminderung des Gehirnumfanges zeigen. In dem Falle (VI) von nächst längster
Dauer sind die Gyri wie der Durchschnitt der Riudensubstanz schmal,
die Sulci bilden an den Vereinigungsstellen grössere Buchten, und in
einem anderen, jüngeren Falle (II) ist an mehreren Stellen ein Herabsinken der Oberfläche von Windungen unter das Niveau der benach-
barten Windungen zu bemerken gewesen.

 Auch diese die Gehirnmassen betreffenden Thatsachen lassen die
Stufen eines continuirlichen Prozesses erkennen; wir sehen in den
jüngeren Fällen Erscheinungen einer gewissen Hyperplasie, leichte
Schwellung, grösseren Blutgehalt, Gewebsdurchtränkung, in den Fällen
mittlerer Dauer einen in diesen Beziehungen mehr normalen Zustand
(Uebergangsstufe) und in dem ältesten Falle eine allgemeine Verkleinerung des Gehirngewebes und eine Verringerung des Blutgehaltes, während in einigen jüngeren Fällen in lokaler Umgrenzung dieser schliess-
liche Ausgang des Prozesses bereits angedeutet ist.

Wenden wir uns nun zu der äusseren Hirnoberfläche und den
Gehirnhäuten. Die Gefässhaut des Gehirnes, die Pia, zeigt in mehreren
der jüngeren Fälle einen ziemlich bedeutenden Blutgehalt, namentlich
ist das feinere Gefässnetz sehr dicht und deutlich injicirt. In den
ältesten Fällen ist der Blutgehalt gering oder nicht abnorm. Nur in
einem der jüngeren Fälle (II), der sich auch in den übrigen Befunden

durch Erscheinungen rapideren Fortschrittes des Prozesses auszeichnet, findet sich die Gefässhaut blutarm, namentlich an der Convexität, während an der Gehirnbasis die Pia normal bluthaltig ist. Dabei ist diese Haut in den sämmtlichen jüngeren Fällen leicht abziehbar, nur in dem zweiten Falle findet sich über der oberen Oberfläche der Stirnlappen eine vermehrte Adhärenz. In Betreff der Arachnoidea findet sich nur in einem Falle jüngerer Dauer (III) eine starke Trübung auf der Convexität in einem Streifen längs der Mittelspalte, während in den übrigen Fällen die Convexität entweder ganz klar und hell ist (I) oder in grösserer Ausdehnung nur ganz diffuse leichte Trübungen oder vereinzelte dichtere Trübungen nur von Hirsekorn-Grösse zeigt. An der Basis dagegen zeigt sich in allen Fällen eine mehr oder weniger starke Trübung und zwar ist vorzugsweise das freie Blatt der Arachnoidea, wo sich diese Membran von dem Pons nach dem Chiasma und den vorderen Gehirnlappen herüberspannt, der Sitz dieser intramembranellen Exsudatlagerung. In dem einen Falle (V), wo die Trübung an dieser Stelle nur unbedeutend war, fand sich eine stärkere Trübung in der Fossa Sylvii, während die convexe Oberfläche auch hier nur eine schwache diffuse Trübung erkennen liess. In dem jüngsten Falle von kaum 6 Monate langer Dauer fand sich die Arachnoidea auch an der Basis des ganzen Grosshirns frei von Trübung und nur das freie Blatt hinter dem vierten Ventrikel unter dem kleinen Gehirn war hier stark getrübt, welches in allen übrigen mitgetheilten entweder gar keine oder nur sehr schwache Trübung erkennen liess.

Die Bedeutung dieses Befundes hinsichtlich der Lokalität und der Intensität der Trübung der Arachnoidea wird erst klar, wenn man den Befund in anderen Krankheitsformen damit vergleicht, bei welchen man die anatomischen Verhältnisse in dieser Beziehung beachtet hat. Es sei z. B. von einigen Fällen der Befund mit besonderer Berücksichtigung der Arachnoidea mitgetheilt.

22. Fall.

Ferdinand Suttkus, 42 J. Eisenbahnarbeiter, wird wegen mangelhaften Gehörs aus dem Eisenbahndienst 1864 am 1. Juli entlassen, erkrankt nach Voraufgang von melancholischen Erscheinungen an entschiedener Allgemeinparalyse mit Grössenwahn und stirbt nach kaum halbjähriger Dauer.

Section: Schädeldach durch Pacchionische Granulationen sehr fest mit der Dura verwachsen. Dura äusserlich blutreich, in der Gegend des Hinterlappens der rechten Hälfte gegen die Basis ist zwischen Dura und Schädel eine dünne Extravasatschicht ausgebreitet. Dura selbst schmutzig verfärbt.

Auf der Innenseite findet sich über die ganze rechte Seite in der unteren Hälfte
und nur über dem grossen Gehirn ein pachymeningitisches Extravasat, welches
theilweise nur sehr dünn, theilweise eine Linie dick ist. In den Blutleitern
weniges geronnenes Blut. Kein Hydrocephalus externus. Arachnoidea stark
getrübt, namentlich über der rechten Hemisphäre in den oberen und vorderen
Partieen, ferner an der Basis an allen mit Subarachnoidealräumen versehenen
Stellen; am freien Blatt nur mässig stark getrübt. Meyersche Epithelsgranulationen über den ganzen Gehirnumfang ausgebreitet. Pacchionische Granu-
lationen ziemlich stark entwickelt, aber nur an den Rändern des Mittelspaltes.
Pia mässig blutreich, glatt abziehbar. Gehirnumfang äusserlich nicht verrin-
gert. Graue Substanz sehr markirt geschichtet, meist blass, an einzelnen
Stellen die innere Schichte stark injicirt. Weisse Substanz von mittlerem
Blutgehalt. Höhlen erweitert, reicher Wassergehalt. Oberfläche überall mit
Ependymgranulationen bedeckt. Stria cornea sehr stark entwickelt. Vierter
Ventrikel reich an Granulationen, an der Rautengrube starke dunkelblaue
Gefässinjection. Grosse Ganglienkörper normal gefärbt und consistent. Kleines
Gehirn in seiner grauen Rindensubstanz geschwellt und gelatinös durchschei-
nend, weisse Substanz verschmälert. Gefässe des Gehirns und die Plexus nicht
verändert. Rückenmark: Dura sehr blutreich, in der mittleren Rücken-
gegend aussen auf der Dura ein blutiges membranöses Exsudat. Arachnoidea
in der hintern Hälfte gelatinös infiltrirt und mit der Dura fest verbunden,
darunter in der ganzen Länge auf jeder Seite ein grauer Streifen durchschimmernd. Durchschnitt des Rückenmarks von normalem Umfang, die graue
Substanz der Hinterhörner erscheint verbreitert und je weiter nach der Peri-
pherie um so breiter. Diese graue Masse weichlich und durchschimmernd.
Diese graue Degeneration ist namentlich stark im untern Drittel ausgebildet.

Sehen wir von allen anderen Verhältnissen ab, so finden wir nach
kaum halbjähriger Dauer der Krankheit bereits die ganze Arachnoidea
stark getrübt und namentlich stark in den vorderen Partieen der Convexität und an der Basis, weniger am Pontico-Chiasmalblatt, als an
anderen vereinzelten Stellen. Dabei sehr ausgebreitete Epithelsgranulationen und bedeutende Veränderungen im Bereich der Dura mater.
    Ein anderer Fall:

23. Krankengeschichte.

Reinhold Schukat 44 J. Lohndiener. Wird Mitte Januar 1864 bei einer
grossen Jagd zur Bedienung aufs Land geholt, reiste ganz gesund ab, kehrte
nach 8 Tagen sprachlos zurück und zeigte, als sich die Sprache wieder fand,
Grössenwahn mit Paralyse. Bald folgte Tobsucht, schneller Verfall der Intelligenz. Tod am 25. Januar des folgenden Jahres nach kaum einjähriger
Dauer der Krankheit.
    Section: Schädel normal entwickelt, blutarm. Dura äusserlich normal.
Blutleiter enthalten einiges Gerinnsel. Beim Eröffnen des Durasackes fliesst
viel Flüssigkeit aus und nachher liegt die Membran vielfach gefaltet auf dem
Gehirn auf. Beim Abziehen derselben von der Convexität ist zu bemerken,

wie eine schleimig-fasrige Membran an der Dura in einzelnen Punkten be-
festigt ist, von ihr sich ablöst und auf der Arachnoidea sitzen bleibt. Diese
Membran ist nicht continuirlich ausgebreitet und scheint keine Blutgefässe zu
enthalten. Die Innenfläche der Dura zeigt in der rechten Stirn- und Schläfen-
grube frische und flache Extravasate, am bedeutendsten in der rechten Stirn
grube, wo sie auch am ältesten zu sein scheinen. In beiden Kleinhirngruben
ein rostfarbener aber spärlicher Belag. Arachnoidea auf der ganzen
Convexität stark getrübt, gleichmässig diffus, an 3 Stellen
eine käsig-weisse Verdickung von Linsengrösse. Epithelsgranulationen schwach entwickelt, aber überall auf der Convexität vorhanden. An
der Basis ist die Arachnoidea über der Fossa Sylvii stark getrübt, über dem
Winkel zwischen Pons und Chiasma sabwächer getrübt, gleichmässig ohne
Verdickung. Ueber dem 4. Ventrikel ebenfalls schwache Trübung. Subarachnoidealgewebe stark serös infiltrirt. Pia scheint mit dem Gehirn fester
als normal verlötbet zu sein, indem die Gehirnmasse sich mitzieht; doch ge-
lingt es endlich überall die Membran glatt abzuziehen. Blutgefässe der Pia
zum grössten Theil in einem dichten Netz injicirt, an einer Stelle der rechten
Scheitelgegend aber ganz leer. Grössere Gefässe schwach gefüllt, in der
Basilaris ein zum Theil speckiges mürbes Gerinnsel, keine sichtbaren Atbero-
mata, doch erscheinen die Gefässwände sehr zähe. Gehirnwindungen zahlreich
aber schmal. Sulci nicht erweitert, sondern die Gyri wie normal aneinander-
liegend. Gehirnsubstanz etwas vermehrter Consistenz (daher auch wohl beim
Abziehen der Pia jene vermehrte Adhäsion durch die verbindenden Gefässe).
Graue Substanz stark grau, an mehreren Stellen recht schmal, und an manchen
Stellen die innerste Schicht stark geröthet. Schnittfläche des Centrum semi-
ovale mittleren Blutgehalts, stark glänzend. Vetrikel nicht erweitert. Hinterhörner kurz. Höhlenoberfläche mit verdicktem Ependym und Ependymgranulationen. Kleinhirn, Hirnstamm und Rückenmark, soweit es von der Schädel-
böhle zu erreichen, ohne Abnormitäten. Plexus ohne Hydatiden.

Auch hier finden wir, abgesehen von der weit gediehenen Pachy-
meningitis, in der Arachnoidea schon nach einjähriger Dauer der
Krankheit bedeutende Trübungen und diese vorzugsweise stark auf der
Convexität abgelagert, während die Basis nur an der Fossa Sylvii
entsprechend stark getrübt ist und das freie Blatt sich viel weniger
afficirt zeigt.

Noch zwei andere Fälle von allgemeiner progressiver Paralyse
mit Grössenwahn mögen kurz erwähnt werden.

24. Fall.

Julius N., 31 J., Assessor, erkrankte Ende 1863 in gewöhnlichster Weise
der paralytischen Seelenstörung mit bald auftretenden Lähmungserscheinungen
und starb September 1865.

Section: Dura starke pachymeningitische Residuen rechts über der
ganzen Convexität, links ebenda und in den Schädelgruben. Arachnoidea auf

der Convexität überall stark getrübt, so dass die ganze Haut
sehnenartig weiss erscheint, an der Basis nur in einzelnen
kleinen Flecken und in grösseren Zügen längs der Gefässe.
Die Dicke und Festigkeit der Arachnoidea an der Convexität
sehr auffallend vermehrt. Freies Blatt vor dem Pons und das
hinter dem 4. Ventrikel nur wenig 'verdickt. Pacchionische Granulationen längs der Spalte stark, Epithelsgranulationen schwach entwickelt.
Ependymgranulationen nur im vierten Ventrikel.

25. Fall.

Julius von O., 35 J., Eisenbahnbeamter, erkrankt nach einem vorauf-
gegangenen Anfall im Juni 1862 und Wiederholung eines solchen im Mai 1863
im Anschluss an den letzten unter Schwerbeweglichkeit der Zunge und Schwer-
hörigkeit an progressiver Paralyse mit stark hervortretender Intelligenzdepres-
sion, erfreute sich nach halbjähriger Dauer des Anstaltsaufenthalts aber wieder
einer Remission, die ihm gestattete in Dienst zu treten und ihn ein halbes
Jahr zu versehen. Wiederholte Schlaganfälle führten dann zu tiefem Blödsinn
und im November 1865 zum Tode.

Section: Pachymeniugitis mit nur schwach entwickelten Membranen
in den Gruben- und den Stirnlappen-Gegenden. Arachnoidea auf der
ganzen Convexität in eine gleichmässige papierartige Membran
verwandelt, an der Basis nur an den Stellen, welche die grösseren Spalten des Gehirns, auch den Winkel zwischen Pons und
Chiasma überbrücken. Epithelsgranulationen schwach, aber überall ent.
wickelt. Pacchionische Granulationen klein aber sehr dicht längs der ganzen
Mittelspalte. Subarachnoideal-Gewebe stark geschwellt. — — Hirnhöhlen erweitert, hydropisch. Ependym nur an der Stria verdickt. Ependymgranulationen reichlich aber klein vorhanden. — —

Während wir in beiden jüngeren Fällen von weniger als ein Jahr
langer Krankheitsdauer die Trübung der Arachnoidea auf der Convexität schon soweit vorgeschritten sehen, als in den ältesten Fällen
der Katatonie, finden wir sie in den älteren Fällen (2 und 2½jähriger
Dauer) sehenartig weiss, d. h. nicht bloss getrübt, sondern undurch-
sichtig und papierartig verdichtet und fest. Dabei ist diese Trübung
eine sehr umfängliche, über die ganze Convexität ausgebreitet, und
wenn sie auch auf die Basis heruntergeht, so ist ihre Intensität wie
Ausdehnung hier doch eine auffallend geringere, namentlich relativ zur
Convexität, während bei der Katatonie in einigen Fällen nur allein an
der Basis die Trübung überhaupt zu bemerken ist, und nur in einem
Falle (III) die Convexität in streifenförmig beschränkter Ausdehnung
sich intensiver verdichtet zeigte.

Entsprechend der geringeren Ablagerung von Exsudat in die
Arachnoideal-Membran ist auch die Entwickelung der Meyerschen

Epithelsgranulationen bei der Katatonie äusserst geringfügig. Nur in einem Falle (III) ist die Bildung von Knochenplättchen bemerkt worden, in der Form, dass an dieser Stelle die Dura mit der Arachnoidea verwachsen war, so dass es also wahrscheinlich wird, dass die Knochenablagerung der Dura angehört, welche ja so häufig der Sitz dieser Veränderung ist. So finden wir auch in einem andern Falle (V) eine Knochenbildung in dem Sichelfortsatz der Dura unmittelbar über der Crista ethmoidalis. Es ist vielleicht nicht bedeutungslos, dass sich diese beiden Fälle, in welchen sich in den Meningealhäuten Knochenplättchen vorfanden, intra vitam durch das Initialauftreten von epileptiformen Convulsionen auszeichneten.

In Betreff der Dura findet sich ausser dem eben Angeführten nur noch in einem Falle eine Abnormität, nämlich eine dünne hautartige Exsudation auf der Innenfläche (V. Fall, nach etwa 4½jähriger Krankheitsdauer). Vergleichen wir hiermit den Befund bei den vier mitgetheilten anderen Fällen, wo bei keinem die Resultate einer ausgedehnten Pacchymeningitis fehlten, auch schon frühzeitig aufgetreten sein mussten und schon bald eine grosse Intensität erlangten, so werden wir auch hierin eine bedeutsame Differenz zwischen der allgemeinen Progressiv-Paralyse und der Katatonie erkennen müssen.

Der Schädel war in einigen Fällen der Katatonie von vermindertem, in andern von normalem Blutgehalt. Im zweiten Falle, der sich durch die Intensität seiner Entwickelung auszeichnet, ist die Dicke der Schädelknochen bei der Jugendlichkeit des Individuums auffallend, in einem anderen Falle (IV) waren die Nähte verstrichen.

In Betreff der extracraniellen Organe ist die Thatsache bemerkenswerth, dass ausser einem einzigen Falle (II), wo sich Emphysem der Lungen zeigte, in allen übrigen Fällen Tuberculose der Lungen und der Abdominalorgane, meist in ausgedehntem Umfange zu beobachten war.

Ueberblicken wir nun die Thatsachen des anatomischen Befundes in ihrer Gesammtheit, so finden wir, dass sich fast für alle Gewebselemente der intracraniellen Organe, welche sich überhaupt regelmässig und wesentlich verändert zeigen, ein genetisch zusammenhängender Prozess nachweisen lässt, dessen Entwickelungsstufen in den Fällen von verschiedener Dauer der Reihe nach zu verfolgen sind. Wir fanden in

jüngeren Fällen eine stärkere Stauung des Blutes in den freien, sowohl die innere als die äussere Gehirnoberfläche umziehenden Gefässen,
dabei eine seröse Durchtränkung und Verweichung des Gehirngewebes
ohne Verminderung des Gehirnumfanges, aber mit Exsudatbildung auf
der inneren Oberfläche und in der äusseren Umgrenzungshaut, der
Arachnoidea, mit vorzugsweiser Tendenz der Ablagerung nach der
Basis. Iu den älteren Fällen hat dann nicht nur die Blutstauung nachgelassen, sondern es ist auch eine Verkleinerung (Retraction) der Gehirnmasse und die Organisirung des ependymatischen weichen Exsudates
zu trocknen Granulationen im ganzen Umfange zu constatiren. In
den umhüllenden Gehirnhäuten, die sonst so gewöhnlich der Sitz grö-
berer Veränderungen sind, namentlich bei Fällen älteren Datums, finden
wir hier nur sehr geringfügige Anomalien. Die Resultate pacchymenin-
gitischer Exsudation, die namentlich als rostfarbener Anflug auf der
Innenfläche der Dura in mehr oder weniger umfänglicher Ausdehnung
so sehr häufig bei den verschiedensten Formen der Seelenstörung zu
finden sind, und als dicke Hämatomgeschwülste namentlich in der
allgemeinen Progressiv-Paralyse mit und ohne Grössenwahn sehr häufig
beobachtet werden, kommen bei der Katatonie nach meinen Beobachtungen nur sehr selten vor. Unter den mitgetheilten Sectionen ist
nur bei einem Falle (V) in geringem Grade der Ausbildung trotz
grösserer Dauer der Krankheit etwas derartiges zu bemerken gewesen.

Regelmässiger ist die Arachnoidea der Sitz von Veränderungen.
Nur in dem jüngsten Falle war die Trübung dieser Haut auf die Stelle
des freien Blattes zwischen Cerebellum und Medulla oblongata (hinter
dem vierten Ventrikel) beschränkt. In allen übrigen Fällen war wenigstens das freie Blatt derselben zwischen Pons und Chiasma mehr oder
weniger stark getrübt, in einigen Fällen hier sogar allein oder besonders stark in einzelnen Streifen. Zuweilen kommen sogar an dieser
Stelle zwei Blätter untereinander vor. Auf die bemerkenswerthe Tendenz
der Ablagerung dieser Exsudation in der Richtung zur Basis ist schon
vorhin aufmerksam gemacht. Dieser Prädilection der Arachnoideal-
trübungen für die Basis entspricht auch die geringfügige Entwickelung
der Pacchionischen Granulationen bei Katatonie, während diese, ebenso
wie Trübungen auf der Convexität sonst bei psychischen Gehirnkrankheiten so bedeutend entwickelt sind.

Suchen wir nun die angeführten Resultate nach ihrer näheren Bedeutung zu sondern, so wird man die Erscheinungen, welche der
Seelenstörung gewissermaassen ganz im Allgemeinen angehören, von

denjenigen Elementen zu trennen haben, welche der besonderen psychischen Krankheitsform zugeschrieben werden können. Die meisten, wenn nicht alle psychischen Gehirnkrankheiten sind auf Störungen der nutritiven Vorgänge zurückzuführen und in einer grösseren Zahl von Fällen ist im Anfange das Vorhandensein von gesteigerten Ernährungsvorgängen (Hyperämie, Schwellung, Exsudation), nach längerer Dauer und am Ende des Prozesses das Vorhandensein von Rückbildungs-erscheinungen und herabgesetzten Ernährungsvorgängen (Atrophie, Hydrops, geformte Neubildungen) zu constatiren. Einem solchen gewissermaassen allgemeinen Prozesse gehört der grössere Theil der anatomischen Befunde in den Leichen Seelengestörter an und die Anzahl der einzelnen vorfindlichen Veränderungen ist in Fällen, die nicht schnell zum Tode geführt haben, bekanntlich meist eine verhältnissmässig grosse. Auf diesen generellen Prozess werden die psychischen Symptome in einer grösseren Zahl von Seelenstörungen, die einige Dauer gehabt haben, zurückzuführen sein und namentlich werden diejenigen Fälle, welche im Anfange eine mehr oder weniger grosse Fülle von Reizungszuständen und gesteigerten Functionsvorgängen erkennen lassen und dann eine Tendenz zu allgemeinem geistigen Verfall (Terminalblödsinn) zeigen, im grossen Ganzen mit diesem nutritiven Degenerations-Prozesse gegenseitig parallelisirt werden können. Dabei wird es in gewissem Grade ebensowenig auf die einzelne anatomische Form der Gewebsveränderung ankommen, als es für die klinische Betrachtung auf das besondere psychische Bild der Krankheit oder den Inhalt der krankhaften Vorstellungen ankommt.

Neben diesem generellen Processe und innerhalb desselben wird man aber diejenigen Elemente und Momente auszusondern haben, für welche sich durch statistische Empirie eine nähere Beziehung zu einzelnen besonderen Krankheitsformen oder Verlaufsweisen oder auch zu einzelnen psychisch-symptomatischen Zuständen auffinden lässt. Für die Katatonie, welche sich im grossen Ganzen ebenfalls auf den generellen, durch eine anfängliche Hyperplasie zu einer schliesslichen Atrophie führenden Degenerationsprozess zurückführen lässt, ist einmal die grosse Flüchtigkeit und geringe Intensität der Stauungserscheinungen und die Geringfügigkeit der Hyperplasie in der ersten Phase des Prozesses als charakteristisch hervorzuheben, während sodann die zweite Phase sich durch das späte Eintreten der Retraction (Atrophie) des Gehirngewebes auszeichnet, womit auch wohl das Fehlen einer bedeutenderen Höhlenerweiterung zusammenhängt. Bei der allgemeinen Progressiv-Paralyse,

welche bei dem heutigen Stande der pathologischen Anatomie dei
Psychoneurosen vorläufig noch allein als Vergleichsobject dienen kann
zeichnet sich dagegen das erste Stadium des generellen Degenerations-
processes durch sehr gewaltige Hyperämieen und massige Exsudationen
aus, während die Atrophie gar nicht lange auf sich warten lässt, sehr
frühzeitig nicht nur die Rindensubstanz Lücken zeigt, sondern auch
die weisse Substanz sich retrahirt und häufig zur Höhlenerweiterung
führt. Eine fernere charakteristische Differenz bietet die Katatonie in
der Begrenzung der Lokalität oder in der Richtung der Exsudatablagerungen in den Gehirnhäuten, namentlich der Arachnoidea, indem,
wie oben nachgewiesen, die Basis relativ dichtere und häufigere Trübungen zeigt und das vom Pons zum Chiasma und zum Stirnlappen
sich herüberschlagende freie Blatt der Arachnoidea nebst der längs der
Fossa Sylvii sich erstreckende Streifen derselben vorzugsweise der Sitz
dieser Exsudation ist. Bei den für die Katatonie klinisch sehr hervortretenden cerebralen Symptomen auf dem Gebiete der Sprache (Mutacismus und Verbigeration!) ist diese Prädilektion der Exsudatablagerung
in der Nähe der Sylvischen Grube und der zweiten und dritten Stirn-
windung — also jener Stelle, welche auf Grund der Thatsachen der
Aphasie als Sitz der psychischen Sprachbildung angesehen wird, sehr
bemerkenswerth. Es könnte daher aus der Constanz der Sprach-
symptome und der bevorzugten Stelle bestimmter Exsudatablagerungen
wohl ein näherer Zusammenhang zwischen Störungen in jenen Hirn-
partien und den letzteren vermuthet werden. Immerhin ist anatomisch
ein solcher Zusammenhang noch nicht näher zu erweisen. Jedenfalls
muss ich nach meiner Beobachtung sagen, dass die Ausdehnung der
Arachnoideal-Trübung in den meisten Fällen nicht bis zu der betreffenden Stelle des Stirnlappens reicht, dass die Pia in allen Fällen,
die ich untersucht, an derselben Stelle von der Gehirnoberfläche leicht
abziehbar ist und dass auch Continuitäts-Störungen oder sonstige Veränderungen hier nie gefunden wurden. Es mag aber daran erinnert
werden, dass in dem einen mitgetheilten Falle (VI) über dem beider-
seitigen Stirnlappen Knochenplättchen in die Arachnoidea eingebettet
waren, wo Dura und Arachnoidea fest aneinander klebten, dass die
Pia in einem anderen Falle (II) an der oberen Seite des Stirnlappens
am Gehirn fester adhärirte und dass in einem Falle (VII) die vordere
Spitze des Unterlappens mit der Dura verklebt war — alles Thatsachen
welche darauf hinweisen, dass in den Lokalitäten, die jener Sprach-
region des Gehirns unmittelbar benachbart sind, energische Stauungs-
vorgänge mit Exsudatbildung geherrscht haben.

Die mikroskopische-Untersuchung der Hirnrinde und anderer Hirntheile bei Katatonikern hat mir bestimmte brauchbare Resultate nicht ergeben, obwohl ich nicht zweifle, dass auch histologisch die Eigenartigkeit der Katatonie wird nachgewiesen werden können, wenn die normale und pathologische Hirnhistologie überhaupt weiter vorgeschritten sein wird. Ist man doch selbst für das lange bekannte und so vielfach untersuchte Bild der progressiven Allgemein-Paralyse noch zu keinem bestimmten Resultat gelangt.

So fragmentarisch die mitgetheilten anatomischen Thatsachen auch noch sind und so wenig ausreichend ihre Verwerthung für die Pathogenie auch sein möchte, so habe ich doch geglaubt, dass sie nicht ganz ohne Werth sein möchten, die Bedeutung der neuen Krankheitsform auch von anatomischer Seite her zu stützen und zu weiteren Untersuchungen Anregung zu geben.

Schliesslich ist noch des Verhaltens der extracerebralen Organe bei Katatonie zu gedenken. Schon in dem Kapitel der Symptomatologie musste als Symptom im Gebiete der trophischen Nervenfunctionen des häufigen Vorkommens der Oedeme an verschiedenen Körpertheilen gedacht werden und auch von einigen anderen Störungen und complicirenden Krankheiten, nämlich der Oligämie nebst Chlorose und namentlich von der Tuberculose konnte dort seitens der klinischen Beobachtung eine grosse Ausschliesslichkeit und enge Beziehung in dem coincidirenden Verhältniss zur katatonischen Gehirnkrankheit hervorgehoben werden. Abgesehen von anderen hier nicht mitgetheilten Fällen von Katatonie aus meiner Praxis, in denen die Tuberculose beobachtet wurde, sind unter den oben speciell mitgetheilten sieben Nekroskopieen von Katatonikern 5 Fälle, in welchen Lungen-Tuberculose in meist sehr vorgeschrittenen Stadien der Entwicklung notirt worden ist. Nächstdem sind auch tuberculöse Entartungen in andern Organen namentlich in den Mesenterialdrüsen und in der Darmwand häufig zu beobachten, während Tuberculose anderer Organe ohne vorherige Lungentuberculose von mir nicht beobachtet ist.

Andere Gewebeerkrankungen kommen nicht entfernt in ähnlicher Weise vor und abgesehen von der Oligämie jedenfalls bei Katatonie nicht häufiger als bei Psychosen überhaupt. Für diese ausserordentlich enge Beziehung der Tuberculose zur Katatonie drängt sich das Bedürfniss auf, eine Erklärung in den besonderen Verhältnissen des katatonischen Krankheitsprozesses zu suchen und liegt es nahe, diese in der allgemeinen Muskelträgheit und Muskelstarrheit zu finden, in ähn-

licher Weise der Beziehung, wie frühzeitiges Verknöchern der Rippen-
knorpel und alles, was die Thoraxbewegungen hemmt als Ursache der
Lungen-Tuberculose gefunden worden ist, und andererseits systema-
tische Thoraxbewegungen „Inspirations-Gymnastik" als Vorbeugungs-
mittel gegen diese tuberkelerzeugenden Schädlichkeiten empfohlen
werden.

FÜNFTES KAPITEL.

Diagnose.

Nachdem in den bisherigen Kapiteln das empirische Material für
die spezielle Beschreibung und Umgrenzung der Krankheit gesammelt
und geordnet worden ist, wird es uns jetzt obliegen über die Stellung
dieser Krankheit zu den übrigen Krankheitsarten nnd über die haupt-
sächlichsten Abänderungen ihres Typus einige Mittheilungen zu machen.
Fassen wir die mannigfaltigen Thatsachen in einigen kurzen Worten
zusammen, so würde sich etwa folgende Begriffsbestimmung ergeben:

Die Katatonie ist eine Gehirnkrankheit mit cyclisch
wechselndem Verlauf, bei der die psychischen Symptome
der Reihe nach das Bild der Melancholie, der Manie, der
Stupescenz, der Verwirrtheit und schliesslich des Blödsinns darbieten, von welchen psychischen Gesammtbil-
dern aber eins, oder mehrere fehlen können, und bei der
neben den psychischen Symptomen Vorgänge in dem
motorischen Nervensystem mit dem allgemeinen Charakter
des Krampfes als wesentliche Symptome erscheinen.

Diese so bestimmte Krankheitsform schliesst sich ihrer klinischen
Bedeutung nach enge an die bisher unter dem Namen der allgemeinen
progressiven Paralyse mit oder ohne Grössenwahn bekannten Krankheitsform au, bei welcher ein ebenfalls cyclisch wechselndes Bild des
Symptomenhabitus sich mit Vorgängen im motorischen Nervensystem
wesentlich verbunden zeigt, welche letzteren im Gegensatz zu jener
neu beschriebenen Krankheitsform den Charakter der Lähmung an sich

tragen. Zu diesen beiden klinischen Krankheitsarten coordinirt, gesellt
sich noch eine dritte wesentlich mit psychischen Symptomen verbundene
Gehirnkrankheit, welche dasselbe typisch wechselnde Bild des psychischen Symptomenhabitus darbietet, aber keine wesentlichen Vorgänge
im Bereiche des motorischen Nervensystems erkennen lässt. Diese
letztere Form, welche gewöhnlich im Stadium der Manie in die Anstalten kommt und aus diesem Stadium oft in Genesung übergeht,
wird in der psychiatrischen Nomenclatur gewöhnlich als Manie und
im Hinblick auf die mannichfaltige Erscheinungsweise maniakalischer
Zustände als einfache, oder echte Manie bezeichnet. Diesen Krankheitsformen mit cyclisch wechselndem Verlaufe stehen alle jene Fälle
gegenüber, welche einen nicht wechselnden Verlauf, sondern ein nahezu
ganz constantes Symptomenbild erkennen lassen, und endlich diejenigen,
welche ein unregelmässiges, nicht cyclisch wechselndes Symptomenbild
zeigen. Es ist nun eine für das überaus mannigfaltige und complicirte
Gebiet der psychischen Erscheinungen hinreichend genau festzustellende
Thatsache, dass die psychischen Krankheitsfälle mit stabilem Symptomenhabitus (mit der einzigen Ausnahme des Blödsinns) sich in einer
charakteristischen Umgrenzung ihrer psychischen Erscheinungen erhalten und zwar so, dass gewissermaassen nur ein Theil des Seelen-
lebens mit gleichartigem Charakter — Gemüth, Intelligenz — ergriffen
erscheint (partielle Seelenstörung), während die Krankheitsfälle mit
wechselndem Habitus in den meisten Fällen den ganzen Umfang der
möglichen Seelenerscheinungen gleichzeitig, oder nacheinander in die
Störung mit hereinziehen (totale oder umfängliche Seelenstörung). Und
es ist ferner eine interessante Thatsache, dass in Krankheitsfällen
mit sehr häufig wechselndem, nicht typischem Charakter und nicht
cyclischem Verlauf meistens eine ganz bestimmte somatische Krankheit
als unmittelbare Ursache. der Gehirnkrankheit aufzufinden ist (Sym-
pathische Seelenstörung z. B. Seelenstörung nach Herzkrankheit, oder
nach Typhus, oder nach Kopfverletzung).

Nach diesen empirischen und klinisch-wichtigen Unterscheidungen
erweist sich die Katatonie als eine nicht particlle, sondern umfängliche, mehr oder weniger totale Seelenstörung, und, da sie nicht im
Anschluss an eine bestimmte Körperkrankheit, sondern höchstens auf
dem Boden einer Krankheitsanlage (Anämie) entsteht, und nicht einen
unregelmässigen, sondern einen cyclischen und typischen Wechsel
der symptomatischen Erscheinungen zeigt, so bildet sie mit eine Grundlage für die generelle Unterscheidung von idiopathischen und sympa-
thischen Seelenstörungen.

In der Entwickelungsweise der bestimmten Krankheitsfälle bietet die Katatonie grosse Mannigfaltigkeiten dar. Je nach dem die Zahl der typischen Formen des psychischen Gesammtzustandes in den anfeinanderfolgenden Stadien des Verlaufes mehr oder weniger voll- zählig ausgeprägt erscheint, könnte man eine complete und einfache Form der Katatonie unterscheiden, oder je nachdem die motorisch- nervösen Symptome einen speciell ausgeprägten, oder unentwickelten Charakter darbieten, könnte man epileptoide, tetanische, choreatische, kataleptische und indifferente Formen der Katatonie aufstellen. Diese beiden Reihen von Unterscheidungen decken sich aber nicht und sind schon deshalb an sich zur Grundlage einer richtigen Unterscheidung nicht geeignet. Es muss verläufig genügen, s c h w e r e r e oder c o m - p l i c i r t e r e, und l e i c h t e r e oder e i n f a c h e r e Fälle zu unterscheiden, je nachdem die als Reizungserscheinungen anzusprechenden psysischen und motorischen Erscheinungen vorwaltend ausgeprägt, oder weniger entwickelt sind. Eine aus den Anstalten bekannte und also sehr häufige Form, die daher auch als eine typische Abart gelten kann, ist die- jenige, welche bisher das Bild der sogenannten Melancholia attonita, oder Melancholia cum stupore geliefert hat. Unter Vorauftritt einfach melancholischer Symptome entwickelt sich der Zustand der Stupescenz, bei welchem stets einige neuro - motorische Symptome zu erkennen sind, und der schliesslich entweder in Genesung, oder Blödsinn über- geht. Wie oben bemerkt, werden epileptiforme Convulsionen, weil sie in der frühesten Zeit auftreten, wo die Umgebung von Seelenstörung und Gehirnkrankheit noch gar nichts merkt, meistens den Anstalts- ärzten gar nicht mitgetheilt. Ebenso sind vorübergehende Aufregungs- zustände, plötzliche transitorische Raptus häufig genug, aber gleich- zeitig so flüchtig, dass das Krankheitsbild in seinem Verlaufe dadurch nicht alterirt wird. Diese in ihrer Eigenthümlichkeit schon in der bis- herigen Doctrin gesonderten Fälle werden wir als die einfache Form (Katatonia mitis) bezeichnen können.

Neben ihnen stehen dann als zweite Gruppe die Fälle, welche entweder nach Voraufgang von melancholischen Symptomen eine lang- dauernde, mehr oder weniger hochgradige Manie erkennen lassen und welche, da sie oft schon in Genesung übergehen, bevor das conti- nuirliche Stadium der Stupescenz erfolgt, in der bisherigen diagnosti- schen Nomenclatur wohl meist als einfache Manieen aufgefasst worden sind. Zu diesen schwereren psychisch mehr entwickelten Fällen sind auch diejenigen zu stellen, in welchen die neuromotorischen Erscheinungen eine längere Dauer, als bloss die eines, oder einiger Anfälle zeigen, und an sich die Aufmerksamkeit der Aerzte erregt haben, so dass man diese Fälle als Cnriositäten, oder als Complicationen irregulären Charakters behandelte. Das wäre die Katatonia gravis.

Endlich wären als eine dritte Abart vielleicht diejenigen Fälle besonders znsammènzustellen, bei welchen die Reizungserscheinungen sich nicht sowohl in die erste Hälfte der Krankheitsdauer zusammendrängen, als vielmehr erst im weiteren Verlaufe auftreten und meist mit Remissionen oder Intermissionen einhergehen: protrahirte Form der Katatonie.

Die Differential-Diagnose hat in der Regel keine Schwierigkeit, wenn das Beobachtungsmaterial einigermaassen vollständig ist. Die charakteristischen Symptome dieser Krankheitsform sind in allen Stadien so auffallend, dass, wenn überhaupt eine eingehende Beobachtung stattgefunden hat, besondere Zweifel meist nicht entstehen können. Ein isolirter Anfall von Convulsionen, der als Epilepsie, oder aber auch als Eclampsie, oder Apoplexie oder Menigitis, oder Gehirnentzündung bezeichnet wird und entweder bei völliger Gesundheit, oder bei „nur seit längerer Zeit etwas auffälligem geistigen Wesen" auftritt und, ohne Lähmungserscheinungen nach sich zu ziehen, Aufregung mit Agitation, oder intensive Gemüthsdepression zur Folge hat, führt sicher auch noch zu Zuständen von unmotivirter Schweigsamkeit und mindestens zu Anflügen von Starrsucht, und wird dann auch mit negativistischen Eigenthümlichkeiten versehen sein. Tritt nun nicht Genesung ein, so wird auch ein völlig ausgebildetes Stadium der stupescenten Attonität nicht ausbleiben. — Oder sehen wir bei einem als melancholisch bezeichneten Kranken ein besonders pathetisches Wesen und eine eigenthümlich steife Körperhaltung, so können wir mit fast apodictischer Bestimmtheit den Eintritt der Attonität vorhersagen. Ist bei einem Kranken, der früher gesprochen hat, continuirliche Schweigsamkeit mit starrer Glieder- und Kopfhaltung vorhanden, so ist fast gar kein Zweifel, dass es sich um Katatonie handelt, welches auch die Vorgeschichte desselben gewesen ist. Nur zwei andere Fälle könnten ohne Anamnese noch damit concurriren, das ist die Apathie mit erstarrten Gewohnheiten bei Kindheitsblödsinnigen und dasselbe Bild in ganz vorübergehender Daner bei Seelenstörung nach Körperkrankheiten. In der Regel kann eine genaue Beobachtung aber auch hier ohne Kenntnissnahme der Anamnese aushelfen, und zwar wird im ersteren Falle die cretinoide Kopfbildung und Körperentwickelung den Unterschied geben, in letzterem Falle die nur scheinbare Apathie, die nach passiven Bewegungsversuchen sogleich in Reaction übergeht. Wesentliche Schwierigkeiten

entstehen nur in zwei Rücksichten. Einmal in der ersten Hälfte des
Krankheitsverlaufes, wenn hervortretende neuro-motorische Symptome
nicht beobachtet sind und eine continuirliche Schweigsamkeit noch nicht
erfolgt ist. Hierauf·bezüglich ist zu erinnern, dass die volle Attoui-
tität nur eine besonders hohe Entwickelung des betreffenden Symptomes
ist, dass unmotivirt schweigsames, oder auch nur wortkarges Wesen
ihr mit tageweiser Unterbrechung vorhergeht und sie auch ganz er-
setzen kann. In manchen Fällen wird auch das pathetische Wesen und
die unmotivirte Rede- oder Wort-Wiederholung als charakteristisches
Symptom aushelfen können.

Der zweite Fall einer Schwierigkeit findet sich, wenn bei einem
längere Zeit melancholischen und überhaupt wortkargen Kranken neuro-
motorische Symptome nicht beobachtet sind, und sich nun ein sehr
schweigsames Wesen einstellt ohne auffällige Starrsucht, und ohne dass
der bisherige intellectuelle Inhalt der Melancholie eine wesentliche Veränderung oder Erweiterung gefunden hat. Es entsteht nun die Frage,
ist die bis dahin beobachtete Melancholie eine blosse Initial-Melancholie
gewesen, die nun ohne Dazwischentreten von Reizungserscheinungen
in Attonität übergeht, oder ist es eine particlle Gemüthsstörung von
continuirlichem Verlauf, indem die nun fast absolute Schweigsamkeit
nicht als ein neues Symptom, sondern nur als eine Steigerung der schon
vorher beobachteten Wortkargheit zu betrachten ist? Diese Frage ist
vorläufig nicht zu entscheiden, bis nicht noch andere, vielleicht neuropathische Symptome für die eine oder die andere Form charakteristische
Unterscheidungsmittel an die Hand geben. Möglicher und wahrschein-
licher Weise liegt hier der Fall vor, wo auch in der Pathologie wie
auf anderen Gebieten der Natur ein Uebergang aus einer Form in die
andere vorhanden ist, der eine scharfe Grenzbestimmung nicht zulässt. —

In den weitaus meisten Fällen sind die Hauptsymptome so entwickelt, dass eine Verwechselung mit anderen Krankheitsformen nicht
möglich ist, wenn man die Krankheitsform der Katatonie als solche
einmal anerkannt und kennen gelernt hat.

Auch abgesehen von dem als Melancholia attouita besonders entwickelten Zustande sind die Wort- und Redewiederholung, die stereotypen Gesticulationen und Gewohnheiten, die negativistischen Willens-
regungen so auffallende Symptome und so fast ausschliesslich dem
aufgestellten Krankheitsbilde eigen, dass auch die weitestgehende Abneigung gegen Construction symptomatologischer Krankheitsbilder die

besondere Analogie und Sonderstellung solcher Krankheitsfälle nicht
leugnen kann. Andererseits gewähren die Diagnose dieser Krankheits-
form in irgend einem der früheren Status praesentes, ebenso wie die
Prognose und Auamnestik so viele Uebersichtlichkeit und praktische
Bedeutung, dass es hiesse, sich der praktikabelsten Handhaben aus
Hyperkriticismus begeben, wenn man die klinische und praktische
Sonderung dieser Krankheitsfälle nicht durchführen wollte.

SECHSTES KAPITEL.

Prognose.

In Betreff der Prognose tritt die Katatonie wieder in einen Gegensatz mit der progressiven Allgemein-Paralyse mit und ohne Grössenwahn, und zwar in den erfreulichen, dass, während dieselbe bei der p. p. Paralyse als die allerschlechteste gilt und gelten muss, sie bei der Katatonie in allen Formen eine nicht schlechte ist. Und zwar gilt das ebenso von der Vorhersage in Betreff der Genesungsmöglichkeit als in Betreff der Lebenserhaltung. Schon nach den bisher unter dem Schema der Melancholia attonita gesammelten Erfahrungen ist die Thatsache einer nicht schlechten Prognose aufrecht zu erhalten, aber nicht nur in Fällen mit ganz fehlenden oder nur schwach entwickelten und übersehenen Reizungserscheinungen, sondern auch in Fällen mit den gewaltigsten Convulsionen und Agitationen und selbst unangenehmen secundären Reizungs- oder selbst Schwächezuständen kommen Genesungen vor; und Genesungen sind überhaupt verhältnissmässig so häufig, dass der erfreuliche Gegensatz zur Paralyse, bei welcher die Genesungs-Möglichkeit sogar noch zweifelhaft ist, sofort anerkannt werden muss. Hier sei folgender interessante, schon nach 3 Monaten zur Genesung gebrachte Fall ausführlich mitgetheilt:

26. Krankengeschichte.

Siegmund X., Kreisgerichts-Secretär aus G. 43 Jahre alt. Schwächliche Constitution; früher im Allgemeinen gesund, litt er in den letzten Jahren öfter an Verschwärungen und Venenausdehnungen der Unterschenkel. — Er war ein sehr fleissiger Arbeiter, lebte in sehr glücklicher Ehe, hatte 6 Kinder, von denen das eine zu Ostern 1867 starb. Dabei glaubte er sich über von ihm verschuldete Vernachlässigung des Kindes beklagen zu müssen, ärgerte sich und behielt lange einen tiefen Gram zurück. — In dem darauf folgenden Sommer hatte er bei der Vertretung eines Collegen eine besonders grosse Arbeitslast gehabt.

Im November desselben Jahres stellten sich wieder Furunkel am Unterschenkel ein mit nachfolgender Lymphangitis, begleitet von leichtem Bronchialcatarrh und vorübergehend sehr heftigem Fieber. Auch jetzt wieder hatte er sich zu ärgern Gelegenheit gehabt und in dieser Verstimmung verlor er anfangs December vollständig den Schlaf. Schon am zweiten Tage der Schlaflosigkeit fiel der Frau das pathetisch-exaltirte Sprechen auf mit Vorliebe zum Gebrauch der Diminutiva. In der darauf folgenden Nacht fand der herbei; geholte Arzt die ganze Familie in spärlicher Bekleidung heulend am Bette des Kranken, ihn selbst aber in scheinbarer Ruhe (Ekstase). Er erklärte ihnen feierlich, dass er sich durch Nachdenken über seine Krankheit überzeugt habe, dass er wegen Vergiftung seines Blutes sterben müsse. Er liess sich indess durch den Arzt besänftigen und sagte am Tage selbst, er sei aufgeregt gewesen, sein Kopf sei ihm wie eine Tonne gewesen, er habe Leichengeruch gehabt u. dgl. m. Es traten aber doch wieder an demselben Tage Erregungszufälle ein, gegen Abend zeigte er sehr veränderte Sprechweise und erklärte, er sei „wunderbar gesund." Nach einem dann folgenden Schlaf von 2 Stunden trat ein Zustand von exquisiter Verzückung ein: „Einen solchen Schlaf habe er sein Leben lang nicht gehabt. Er sei in anderen Regionen gewesen, in einer Geisterwelt. Er wünsche seine Frau könne auch so glücklich sein." (Worte der Frau bei der Schilderung der Krankheitsentwickelung). Am folgenden Tage hatte die Erregtheit noch zugenommen, er erklärte ein Wunder sei mit ihm geschehen, er sei gestorben und Gott habe ihm einen verklärten Leib gegeben und ihn auferweckt. Er brauche und wolle nun gar nicht mehr schlafen. Jene 2 Stunden Schlaf seien gerade genug gewesen, dass er nun gar keinen Schlaf mehr brauche. Dabei wurde ein eigenthümliches Wiederholen dieser Worte auffällig. Als die Frau seinen Annahmen widersprach, entwickelte sich bei ihm eine Abneigung gegen sie. Dabei wurde sein Wesen sehr sonderbar. Er lag zeitweise ganz still und regungslos mit starrem Blicke da, dann wieder lachte er ohne äusseres Motiv unter Verzerrung des Gesichts so laut auf, dass er am ganzen Körper geschüttelt wurde. (Epileptiforme und choreiforme Convulsionen). Oefters äusserte er ohne wesentliche Gelegenheit: „Das ist zu lächerlich." Vom Arzt wollte er nun gar nichts mehr wissen und als ihm ein Lavement gesetzt werden sollte, wollte er es nicht zulassen: „Sein Leib sei ein geheiligter Leib, an seinem Leibe lasse er nichts thun — das wäre eine Profanation" . . . Auf den Vorschlag, seine Erholung ausserhalb zu suchen, ging er zunächst willig ein, kleidete sich selbst an und ging nun trotz des kranken Beines stolzirend in der Stube umher.

Er wurde dann am 6. Tage der psychischen Alteration (nach der Agrypnie gerechnet) der hiesigen Anstalt übergeben und in die Abtheilung der Unruhigen versetzt.

Schwächlich gebaut, von mittlerer Grösse, entschieden scrophulöser Constitution und tuberculösem Habitus. Er verhielt sich zunächst ganz ruhig, gab freundliche Antworten und zeigte etwas Euphorie und, als nach Anwen-

dung von Kataplasmen die Schmerzen im Furunkel nachliessen, auch einige
freudige Erregtheit. Als er wegen seines anhaltend ruhigen Verhaltens in
eine ruhigere Abtheilung versetzt wurde, ward er unwillig und erregt, faselte
viel von Stickstoff, der in diesem Zimmer verbreitet sein sollte, und verfiel
gegen Abend in einen starrsüchtigen Zustand. Im Bette liegend wegen seines
Unterschenkelgeschwürs war er ausgestreckt regungs- und sprachlos, hielt den
Kopf anhaltend etwas vom Kissen erhoben (Tetaniformer Krampf), die Hände
gefaltet, die Augen stier auf einen Punkt gerichtet (Attonität). Lag so die
ganze Nacht ruhig. Am nächsten Tage zeitweise erregt sprechend. Seitdem
sehr wechselndes Verhalten in schnellem Uebergang, zeitweise ruhig, aber
auch dann ohne freies Bewusstsein, zeitweise sehr verwirrt in seinem Reden
und Verlangen und aufgeregt, laut singend oder schreiend. Er hallucinirte
dann in allen Sinnen, namentlich lebhaft im Geruchs- und Gesichtssinn,
sprach über ausführliche Situationen, die sich hallucinativ vor seinen Augen
begaben u. dgl. m. Zuweilen sprach er in geheimnissvoller Weise und in
auffallenden Redewendungen und liess das Vorhandensein von Verfolgtseins-
Ideen durchblicken, in denen namentlich „die Loge" eine Rolle spielte. Zuweilen geberdete er sich beim Schreien wie in einem krampfartigen Zwangs-
zustande und wiederholte dann oft ein bestimmtes Wort, z. B. „Hausordnung,
Hausordnung" oder auch ganze Sätze. Letztere waren zeitweise so, dass sie
mit dem wiederholten Worte Hausordnung anfingen, worauf dann eine Reihe
mehr oder weniger unarticulirter Töne folgte, und zum Schluss das Wort
„Väterchen" angefügt wurde (Verbigeration). Dabei wirthschaftete er öfters
im Bette liegend herum, ohne aber die Hände zu gebrauchen, als ob er in
Roll- und Beuge-Krämpfen läge, bis er in Schweiss gebadet war. Endlich
als dritte Phase der wechselnden Zustände erschien der starrsüchtige Zustand, in welchem er regungs- und sprachlos, starr ausgestreckt dalag und
zur Decke stierte. Eine Zeit lang wurde gewissermassen noch eine vierte
Phase beobachtet, welche der Oberwärter sehr charakteristisch als „ruhigen
Anfall" bezeichnete. Der Kranke lag dann in seiner starrsüchtigen Weise da
und „wackelte" mit den Zähnen (Unterkiefer-Krämpfe). Diese Anfälle kamen
regellos Tag und Nacht.

Patient erhielt zuerst Opium 0,05, wonach die Nächte besser wurden, dann
dasselbe mit Zincum oxydat. ā̄a, Morgens und Abends ein Pulver, später Ver-
doppelung der Opiumdosis.

Allmälig im Verlaufe eines Monats nahmen die „Anfälle" einen ruhigeren
und milderen Charakter an, in der anfallsfreien Zeit konnte man sich mit
ihm verständig unterhalten, er äusserte dann wieder natürliche Gefühlsregungen,
schien aber von den noch immer vorkommenden Anfällen kein klares Bewusstsein zu haben, obwohl das Bewusstsein nie in ihnen nach Art der
Epilepsie unterdrückt war. Einmal sagte er z. B. während des Anfalls, als
er wegen der convulsiven Bewegungen des ganzen Körpers gefragt wurde,
warum er sie nicht unterdrücke: „er sei früher bucklig gewesen."

Schon am Anfange der vierten Woche hörten die Anfälle auf: nach Ablauf eines zweiten Monats konnte der Kranke auf die Reconvalescenten-Ab-
theilung versetzt werden. Die Rückerinnerung an die perversen Zustände, die
er durchgemacht, blieb eine unklare. Mit der Beruhigung hob sich die Ernährung und der im elendesten Zustande aufgenommene Patient war bei der

nach einem weiteren Monat erfolgten Entlassung kräftig und blühend. Dass seine psychische Gesundheit eine bleibende war und dass die gute Prognosticirbarkeit des Falles trotz des Mangels klarer Rückerinnerung der durchlebten Zu- und Anfälle sich bewährte, dürfte daraus hervorgehen, dass der ehemalige Patient nach 5 Jahren selbst die Ueberführung eines Gemüthskranken aus einer ihm befreundeten Familie in die Anstalt veranlasste und betrieb.

Was nun die einzelnen Momente betrifft, nach denen im gegebenen Falle die Prognose der Genesungsmöglichkeit zu bemessen ist, so stimmen meine Erfahrungen über die Katatonie im Ganzen mit den generellen Sätzen überein, welche man von den Psychosen im Allgemeinen gesammelt hat. Nur die üble Vorbedeutung, welche man dem Vorkommen von krampfartigen Symptomen und Krampfanfällen im einzelnen Falle sonst zuschreibt, muss ich für die Fälle, welche als Katatonie diagnosticirt werden können, in Abrede stellen. Unter den aus der Aetiologie hergenommenen prognostischen Momenten wird ferner die Onanie auch gewöhnlich besonders ungünstig beurtheilt. Die Onanie ist aber nicht nur als aetiologisches Moment zu betrachten, sondern sie hat auch eine symptomatologische Bedeutung, d. h. sie ist der Ausdruck eines innerhalb der Sexualorgane vorhandenen pathologischen Reizes, der auch nach Ausbruch der Katatonie diese unterhaltend fortbesteht. Als solcher ist sie von keiner besonders üblen Vorbedeutung, da sowohl von Seiten der chirurgischen Therapie der Ursache dieses erregenden und begleitenden Momentes beizukommen ist (Bougiren resp. Touchiren), als auch medicamentöse und diätetische Verordnungen und moralische Belehrung und Ueberwachung zur Unterdrückung der Schädlichkeit erfolgreich angewendet werden können. Was sonst über die Ungunst längerer Dauer der Krankheit gesagt wird, trifft auch bei der Katatonie zu, nur möchte gerade von dieser wie von keiner andern klinischen Krankheitsform zu rühmen sein, dass auch nach verhältnissmässig längerer Zeit des Verlaufes die Genesungsfähigkeit noch in hohem Grade vorhanden ist, wenn nicht andere an sich ungünstige Momente schon vorhanden sind oder hinzutreten, wie Concentrirung der Intellectual-Symptome auf eine besondere Wahnidee, Complication mit ungünstigen Körperkrankheiten, wie namentlich Lungentuberculose, hohes Alter u. dgl. m. Concentrirung des Deliriums auf einen engen Kreis von Ideen oder auf eine einzelne sogenannte fixe Idee ist ein entschieden ungünstiges Symptom, doch darf hierbei nicht fixe Idee mit einförmiger Gefühlslage verwechselt werden. Einförmig herrschende melancholische Stimmungen und Gefühle verschlechtern an sich nicht die Prognose der Katatonie. Ebenso ist ein sonst als besonders ungünstig bezeichnetes Moment, nämlich die Unreinlichkeit, selbst das Kneten mit dem eigenen Koth und die Koprophagie nach meinen Beobachtnngen für die Katatonie nicht von so üblem prognostischem Gewicht, als bei den übrigen Krankheitsformen.

Gehen wir nun zu der Berücksichtigung der Prognose quoad vitam über, so ist hier zunächst anzuführen, dass die Katatonie wahrscheinlich eine direct tödtende Psychose ist, wie es von der Paralyse im Gegensatz zu den meisten übrigen psychischen Krankheiten hervorgehoben zu werden pflegt. Während bei den anderen Psychosen-Formen körperliche Complications-Krankheiten oder Erschöpfung nach Nahrungsverweigerung oder hochgradiger Aufregung den Tod herbeiführen, der Gehirnprozess an sich aber nicht diesen Ausgang zu bedingen vermag, kann bei der Katatonie das Lebensende als letztes Stadium und gewissermaassen höchste Entwickelungsstufe der Attonität eintreten, also aus dem Krankheitsprozess an sich hervorgehen. Der Zustand der Attonität ist, wenn er nicht in den Anfangsstadien als mehr oder weniger intensive und als solche nachweisbare Spannung erscheint, gewissermaassen als eine Art vita minima, wie Syncope und Lethargus zu betrachten und scheint nach längerer Dauer seines Bestehens einerseits ohne weitere lokale Störungen als die ihn selbst bedingende anatomische Veränderung in völligen Stillstand der Lebensfunctionen überzugehen, wie er andererseits die Ursache ist, dass Schädlichkeiten von sonst noch nicht bedenklichem Gewicht einen lethalen Ausgang herbeiführen.

Zu den ungünstigsten Momenten für die Prognose quoad vitam gehört die so häufige Complication mit Lungentuberculose, weil wir die ganze Ungunst der Prognose seitens der Tuberculose gewissermaassen auf die Katatonie übertragen müssen, und diese Fatalität ist um so bedenklicher, als sie selbst auf die Zeit nach der geistigen Genesung ihren drohenden Schatten wirft.

Hier möchte auch am füglichsten der Ort sein über die Aussichten derjenigen Fälle eine Angabe zu machen, in welchen nach Voranfgang geränschvoller oder sonst bedentsamer activer (mehr oder weniger tobsüchtiger) Vorgänge eine längere Zeit völliger äusserer Beruhigung eingetreten ist, das subjective Bewusstsein des Kranken aber noch nicht diejenige Klarheit oder auch nur Rückerinnerung über die durchlebten Störungen erlangt hat, welche man in anderen Krankheitsformen mit vollem Recht als das nothwendige Zeichen einer vollen und sicheren Reconvalescenz anzusehen gewöhnt ist. Bemerkenswerther Weise habe ich gerade bei der Katatonie, wie schon oben bemerkt, ein anffallend

hartnäckiges Verleugnen resp. Fehlen der eigenen subjectiven Krank-
heitserinnerung beobachtet, und mochte mich nicht entschliessen, die
Kranken schon für gesund zu erklären, obwohl einzelne derselben
längere Zeit nicht nur keine activen Störungen gezeigt, sondern auch
wieder Neigung und Fähigkeit für ordentliche und ausdauernde Beschäftigung oder die richtige Gefühlslage für ihre Angehörigen erlangt
hatten — je nachdem in dieser oder jener Beziehung die Krankheit
gerade hervorstechende Symptome gezeigt hatte. Wiederholt konnte
ich aber gerade in diesen Fällen, als die Umstände die Entlassung des
Kranken aus der Anstalt herbeiführten, die erfreuliche Erfahrung machen,
dass trotz des Mangels des subjectiven Krankheitsbewusstseins die
Besserung weiter vorschritt, resp. die Genesung sich bewährte und
auch weiterhin ein Recidiv nicht eintrat. Zu diesen Fällen ist auch
derjenige der zuletzt mitgetheilten Krankheitsgeschichte zu rechnen.
In diesem Falle hatte ich selbst, gestützt auf frühere Erfahrung, die
Entlassung beantragt, und ich glaubte um so mehr mit derselben nicht
zögern zu dürfen, als bei den individuellen Verhältnissen und den
Eigenthümlichkeiten des Charakters aus einem längeren Zurückhalten
des Kranken doch auch leicht eine neue Reizung seines Gemüths entstehen konnte. Es möchte sich aus diesen Fällen demnach wohl die
Regel ableiten lassen, dass man bei Katatonie unter gewissen Umständen früher als in anderen Krankheitsformen — wenigstens mit
grösserer Zuversicht als unter denselben Umständen in anderen Krankheitsformen — den Reconvalescirenden aus der speciellen Behandlung
entlassen und in die häuslichen Verhältnisse zurücktreten lassen darf,
nämlich dann, wenn die activen Reizerscheinungen völlig nachgelassen
haben und wieder Sinn und Bedürfniss für die gewohnte Beschäftigung resp. die natürliche Stimmung gegen die Angehörigen zurückgekehrt ist.

Hinsichtlich der allgemeinen Recidivirungs-Gefahr nimmt die Katatonie im Ganzen eine günstige Stelle ein. Von den durch meine
Beobachtung gegangenen Patienten ist kein einziger von Neuem, so
weit die bisherige Erfahrung reicht, erkrankt. Doch waren in einigen
Fällen psychische Erkrankungen geringeren Grades längere Zeit vorher
einmal vorgekommen, wo die Kranken nicht in die Anstalt gebracht
worden waren und es zweifelhaft bleibt, ob es sich schon das erste
Mal um eine Katatonie gehandelt hat.

In dem Kapitel der Prognose der Seelenstörungen verdient die
Frage noch eine Berücksichtigung, was in Betreff der etwaigen Nach-
kommenschaft solcher an Katatonie krank gewesener Personen zu er-

warten ist, ob die Kinder derselben eine besonders hervorstehende
Disposition zn geistger Erkrankung und zn welcher Art derselben mit
der Geburt erhalten — vielleicht auch die Frage, ob Katatoniker über-
hanpt in ihrer Zeugungsfähigkeit herabgesetzt sind. Nach meinen bisherigen Erfahrungen ist die Zengungsfähigkeit ehemaliger Katatoniker
im Allgemeinen entschieden nicht beeinträchtigt, da ich in einer Reihe
von Fällen erfahren, dass Kinder geboren sind. Was die Disposition
der Kinder von ehemaligen Katatonikern zu geistiger Erkrankung betrifft, so können selbstverständlich meine empirischen Erhebungen über
diesen Punkt vorläufig nur wenig ausreichend sein, da eigentlich nach
Feststellung der Form der Krankheit erst das Heranleben einer neuen
Generation abgewartet werden müsste, bevor eine sichere Erfahrung
gewonnen werden kann. Doch kann ich unter Berücksichtigung der
in der Provinz Ostpreussen gemachten Beobachtungen und des bis
dahin noch verhältnissmässig sehr abgeschlossenen Populationsstandes
dieser Provinz, wo mir bei einigermaassen auffallender Disposition der
Katatoniker-Kinder zur Seelenstöruug wohl häufiger betreffende Thatsachen unter den in die Anstalt Allenberg gebrachten Kranken und
durch sonstigen Verkehr hätten bekannt werden müssen, es für wahrscheinlich erklären, dass die Disposition der Katatoniker-Nachkommen-
schaft zur Seelenstörung im Ganzen eine nicht bedentende ist. Es
dürfte demnach also die Katatonie vor der Subsumirung unter den leider
auch schon die deutsche Literatur überfluthenden französischen Begriff
der sogenannten Degenerescenz wohl noch zu schützen sein, ebenso
wie die von mir aufgestellte Hebephrenie (Jugend-Irresein),*) was ich
hier gelegentlich zur Vervollständigung der Arbeit meines Collegen
Hecker bemerke.

*) Virch. Arch. f. path. Anst. etc. 1870.

SIEBENTES KAPITEL.

Therapie.

Je weiter wir uns in der Aufreihung der nosologisch-klinischen
Kapitel vorwärts bewegen, je mehr macht sich das Bedürfniss nach
Ausammlung eines grossen Beochachtungsmaterials und ins Einzelne
gehender Begründung geltend, [und dass um so mehr, je tiefer und
enger sich jedes spätere Kapitel in die Spezialitäten der früheren ver-
flechten sollte. Aber bei der Aufstellung einer neuen Krankkeitsform
kann die Möglichkeit der Ansammlung der empirischen Einzelnheiten
und nächstdem ihre Sichtung und Abrundung zur Feststellung wissen-
schaftlicher Thatsachen nach je ferneren nosologischen Gesichtspunkten
fast nur in demselben Grade umgekehrt um so zeitlich später statt-
finden. Es dürfte daher natürlich erscheinen, dass ich bei Gewinnung
meiner klinischen Erfahrungen zunächst die sichere Bedründung der
diagnostischen Grenzlinien im Auge behielt, da von der Sicherheit
dieses Grundstocks aller medicinischen Wissenschaft die Zuverlässigkeit und überhaupt das Interesse aller übrigen Aufzeichnungen über
die Krankheit abhängig ist. Dem entsprechend war meine Haupt-
thätigkeit zuerst auf Ansammlung und Sichtung des symptomatologi-
schen und pathologisch-anatomischen Materials gerichtet und erst;später
konnten die mehr praktischen Themata der Prognose und Therapie
ausdrücklich in Frage kommen, für letztere um so später, als sich nach
Aufstellung einer neuen Krankheitsart das Verlassen bisheriger Cur-
methoden erforderlich macht und es sich nun um nach maunigfachen
Richtungen hin delicate Experimentalforschung handelt. Ist es schon aus
allen diesen Gründeu bedingt, dass in dieser ersten Abhandlung meiner
klinischen Erfahrungen die nosographischen Kapitel mit grösserer
Ausführlichkeit behandelt, die späteren Kapitel der mehr praktischen

nosologischen Beziehungen dagegen weniger umfangreich und eingehend
in ihren Mittheilungen sind, so liegen in dem Umstande, dass die vorzugsweise zum Studium der praktischen Interessen zn verwerthendeu
späteren Krankheitsfälle zum Theil noch der Beobachtung unterliegen
und auch aus naheliegenden anderen Rücksichten als recente Fälle
sich der Veröffentlichung entziehen, weitere Bedingungen für die knap-
pere Haltung der letzten Abschnitte. So vermag ich endlich auch iu
dem Schlusskapitel, dem der Therapie, vorläufig nur kurze Angaben
zu machen und behalte mir eingehendere Mittheilungen für ein späteres
Heft vor, wenn ich nach Vorführung uoch einiger anderer zum Theil
neuer kliuischer Krankheitsformen eine statistische Zusammenstellung
eines umfassenderen klinischen Formen-Kreises geben kann.

Was zunächst eine therapeutische Hauptfrage der Psychiatrie betrifft, ob die an Katatonie leidenden Kranken im heimischen Hause
vortheilhaft behandelt werden können oder besser bald in Austalten
zu überführen sind, so kann nach meinen Erfahrungen kein Zweifel
darüber sein, dass zum Zwecke der möglichsten Sicherung eines guten
Erfolgs die frühzeitige Ueberführung in eine gute Anstalt unbedingt
erforderlich ist. In den Fällen mit gewaltsamen Ausbrüchen erfordert
die Sicherung des Kranken wie der Umgebung an und für sich die
schleunige Uebersiedelung, da nicht uur allerlei gröbere Unzuträglich-
keiten, sondern unter Umständen selbst ebenso wohl Angriffe auf das
eigene wie fremde Leben seitens des Katatonikers zu gewärtigeu sind.
Ueberdem ist die Fernhaltung aller tieferen Gemüthserregungen und
Sinnes- uud Vorstellungsreize wie in den meisten übrigen Psychosen
für das Entwicklungsstadium Grundbedingung jedes rationellen Cur-
verfahrens. Auch in den mehr geräuschlos verlaufenden Fällen, in
denen wenigstens im Anfangsstadium die äussere Ruhe ja meist nur
Schein und als das Resultat der übergewaltigen Macht der äusseren
Eindrücke auf das psychische Centrum anzusehen ist, haben die mir
bekannt gewordenen Versuche längeren Zurückhaltens der Kranken
unter den gewöhnlichen heimisch-häuslichen Verhältnissen zu keinem
guten Erfolge geführt Meist macht die Nahrungsverweigerung des
Kranken eine so grosse technisch geübte ärztliche Mühewaltung erforderlich, dass schon deshalb die Ueberführung in eine Anstalt dringend geboten ist. Aber auch übrigens scheint in den Fällen der
Katatonia mitis die psychische Revulsiou, welche durch Versetzung
aus den häuslichen Verhältnissen in eine Anstalt hervorgebracht werden
kann uuter Umständen ein so mächtiges Heilagens zu sein, dass schon
damit nach verhältnissmässig kurzer Zeit, auch ohne dass man die

völlige Genesung in der Anstalt abwartet, eine grosse Hilfe geschaffen
werden kann. Ich erinnere zum Belege dafür an den 26. Fall der
mitgetheilten Krankengeschichten und an die im vorigen Kapitel ge-
gegebene Bemerkung hinsichtlich des Austritts aus der Anstalt.

Was nun die Behandlung im Einzelnen betrifft, so muss ich zunächst hervorheben, dass es ein specifisches Heilmittel oder eine specifische Methode nicht gibt, und dass wie bei anderen psychischen Krankheiten so auch hier die vorläufigen Erfahrungen im Ganzen mehr negativer Natur sind, indem meist nach immer erneuten wenn auch einige
Zeit vielversprechenden Versuchen mit verschiedenen Mitteln und Methoden immer wieder zum expectativen Verfahren zurückgekehrt werden
musste, das in der Fernhaltung äusserer Reize in der ersten Hälfte
des Krankheitsverlaufes und in der vorsichtig zu modificirenden Anwendung psychischer Einwirkungen und Reize in der zweiten Verlaufs-
hälfte seinen sicheren positiven und activen Gehalt hat. Von den nach
hergebrachtem Usus angewendeten Arzneikörpern hat die Reihe der
tonisirenden Mittel noch am sichersten und häufigsten Erfolge
erzielt und scheint nach Lage des Krankheitsprozesses und des körperlichen Allgemeinverhaltens der Katatonie auch am bestimmtesten eine
Indication zu finden. Ferrum und Chinin in Verbindung mit guter
Diät und entsprechender Regelung der nöthigenfalls auch gegen den
Willen des Kranken durchzuführenden Lebensweise scheinen in einigen
zur Genesung gelangten Fällen nicht unwesentlich zur Erreichung des
günstigen Zieles mitgewirkt zu haben. Anämische Beschaffenheit der
äusseren Haut und der sichtbaren Schleimhäute im Allgemeinen bei
Katatonie sehr häufig und zuweilen in kolossalem Grade vorhanden,
ferner Amennorrhoe und Chlorose, oder die aetiologischen Momente der
Entkräftigung gaben die Indication für dieses Verfahren, aber auch in
manchen Fällen, wo diese indicativen Momente weniger ausgesprochen
vorhanden waren, schien ein gleiches tonisirendes Verfahren von Erfolg zu sein.

Dass nach solchen Erfahrungen die aus dem entgegengesetzten
Gesichtspunkte hergenommenen Methoden und Mittel — die Debili-
tantia — deren Anwendung in früherer Zeit bei allen Psychosen in
erster Reihe und in ausgedehntem Umfange im Schwange war, bei
Katatonie in prägnanter Weise contraindicirt sind, scheint selbstverständlich zu sein, und stimmt meine Erfahrung mit den für die psychischen Krankheiten ins Gesammt von allen neueren Psychiatern aufgestellten Warnungssätzen vor dem debilitirenden Verfahren in jeder
Form auch für die Katatonie durchaus überein. Aber trotz der fast

schon zum Ueberdruss ausgesprochenen Warnung vor Blutentziehungen, namentlich allgemeinen, und vor dem entziehenden und ableitenden Verfahren durch Abführmittel, Hydropathie und Badecuren kommen immer wieder Fälle in die Anstalts-Beobachtung, in deren Anamnese eine venäsectio oder Kaltwasseranstalten (weil man auf Gefahr des eigenen Irrens die Irrenanstalt umgehen wollte) und ereignissreiche Badereisen eine wesentliche Rolle spielen. Es sei also der Vollständigkeit wegen gestattet, ausdrücklich hervorzuheben, dass selbst bei rapiderer Entstehung der Krankheit in jedem Falle von echter Katatonie die Venaesection contraindicirt ist, da in mehreren Fällen, wo vor der Aufnahme in die Anstalt nach altem Schlendrian Blutentziehungen angewendet worden sind, eine Besserung nicht nur nicht erreicht, sondern sogar eine Verschlimmerung eingetreten ist. Ebenso sind Badereisen resp. Curen und hydriatische Curversuche ohne die Grundbedingung eines zweckmässigen Verfahrens — die Fernhaltung resp. erfahrungsmässige Gestaltung der geistigen und gemütlichen Auregungen — unter den in die Anstalten kommenden Fällen von Katatonie in so bedeutender Anzahl vor der Aufnahme vorgekommen, dass ihre im Allgemeinen als schädlich zu bezeichnende Einwirkung wohl als feststehend angesehen werden darf, auch im Widerspruch mit solchen einzelnen Fällen, deren einer oder der andere einmal scheinbar guten Erfolg aus solchem Verfahren gehabt hat und hier oder da in der Erinnerung geblieben ist und als merkwürdiger Fall weiter erzählt wird.

Ebenso kann ich die völlige Unbrauchbarkeit des Tartarus stibiatus in refracta dosi und der Exutorien auf Schädel und Nacken (Ungt. Tart. stib., Ol. Crotonis) jener souveränen Mittel der alten Schule bestätigen und zwar ebensowohl für die erste Hälfte des Krankheitsverlaufs, wie für die zweite. Nach früherem Usus wurde ehemals in der ostpreussischen Anstalt wie in den anderen Anstalten, wenn nach erfolgloser Anwendung verschiedener Mittel die Fälle „chronisch" zu werden anfingen, bevor sie als unheilbar angesehen wurden, oft noch als ultimum refugium zur Abrasirung des Scheitels und zur Pustelsalbe geschritten. Aber der immer mehr sich häufende Schein der kahlen Schädel der veralteten Fälle der Pflegeanstalt sprach nicht sehr für glorreiche Erfolge dieser Methode, während unter den aufgegebenen Fällen ohne Tonsur in der Reihe der Jahre von Zeit zu Zeit immer wieder ein spontaner Heilungsfall vorkam.

Kommen wir jetzt nach Vorführung der entgegengesetzten Methoden der Roboration und Debilitation zu der dritten Hauptgruppe arzneilicher Heilkörper und Methoden, zu den Alterantia, so kämen hier

die Narcotica und Nervina in Betracht. Mit Rücksicht auf den spastischen Charakter der Krankheit wurde von Belladonna und Zinc. oxy-
datum Gebrauch gemacht, im Ganzen aber ohne sonderlichen sicheren
Erfolg. Bromkali, dessen Versuch durch das häufige Vorkommen von
Reizungen innerhalb der Sexualorgane zunächst indicirt schien, wurde
für dieses Symptom nicht erfolglos angewendet, für die Convulsibilität
und den Gesammtkrankheitszustand aber blieb es, soweit die bisherigen
Beobachtungen reichen, ohne sicheren Erfolg. Es empfiehlt sich indess, für dieses wie für die beiden vorhergenannten Mittel, weitere
Versuche anzustellen und werden sich wohl noch bestimmtere Indicationen auffinden lassen, nach denen diese Mittel je für einzelne
Fälle uud Besonderheiten des Verlaufs eine gute Verwendung finden
können.

Opium ist ohne allen Erfolg einige Male versucht worden, wo ein
stärkeres Hervortreten des melancholischen Habitus die Aehnlichkeit
oder Verwandschaft mit Dysthymie (sogenannte echte oder einfache
Melancholie) andeutete und damit die Indication für dieses solamen
melancholicum abgab.

Dagegen scheinen wir in der galvanischen wie faradischen Elec-
tricität für die Katatonie Mittel von entschieden grösserer curativer
Bedeutung zu besitzen, obschon vorläufig die Indicationen noch nicht
zu specialisiren sind, und in manchen Fällen die Wirkung mehr psychisch als physikalisch-neurotisch zu erklären sein möchte. In einzelnen
Fällen hat die Anwendung des Galvanismus auch entschieden ungünstige,
aufregende und verstimmende Wirkung gehabt. Eine sehr wichtige
Stelle aber scheint mir dieses Mittel bei der Katatonie mit Rücksicht
auf die Disposition zur Lungentuberculose zu finden, insofern durch
Faradisation der Thoraxmuskeln dem hemmenden Einfluss des trägen
Muskellebens auf die Erweiterung der Lungenbläschen und die Blut-
circulation im Thorax (folgeweise auch im Schädel) vorgebeugt werden
kann.

www.ingramcontent.com/pod-product-compliance
Lightning Source LLC
Chambersburg PA
CBHW020839210326
41598CB00019B/1951